HYPNOSE
ET
PHOBIES

Actes du douzième congrès
de l'Association Européenne des Praticiens d'Hypnose

Sous la direction de Djayabala Varma

HYPNOSE
ET
PHOBIES

L'Harmattan

Autres publications des Actes des congrès
de l'Association Européenne des Praticiens d'Hypnose
du même auteur
chez le même éditeur

Hypnose et états dissociatifs, 2020.

Hypnose et addictions, 2018.

Hypnose et psychothérapies, 2018.

Hypnose et féminité, 2017.

Hypnose et gestion de la douleur, 2015.

Hypnose et dépression, 2014.

Hypnose et thérapie des enfants, 2013.

Hypnose et contrôle des habitudes, 2011.

Hypnose et troubles anxieux, 2010.

Hypnose et thérapie sexuelle, 2009.

L'hypnose en psychosomatique, 2008.

5-7, rue de l'Ecole-Polytechnique, 75005 Paris

http://www.editions-harmattan.fr

ISBN : 978-2-336-44855-8
EAN : 9782336448558

LES PHOBIES ET LEUR TRAITEMENT HYPNOTIQUE

Djayabala VARMA

Dans ma pratique, le traitement des phobies n'est pas une demande courante. Cependant, lors de l'entretien initial, quand, à tous les patients, je pose la question : « Avez-vous une ou des phobies particulières ? », 90 % d'entre eux en signalent une en ajoutant qu'ils aimeraient s'en débarrasser, mais que ce n'est pas prioritaire. Là, je me rends compte à quel point ce problème, qui est deux fois plus présent chez les femmes que chez les hommes, est fréquent. Ainsi, plus de trois cents types différents de phobies ont pu être répertoriés.

Les phobies peuvent être regroupées en quatre catégories :

- les phobies traumatiques ;
- les phobies liées à une fixation ;
- les phobies spécifiques ;
- les phobies complexes qui comprennent l'agoraphobie et la phobie sociale.

Les phobies traumatiques apparaissent à la suite d'un évènement désagréable du passé, qui s'est souvent déroulé pendant l'enfance, et que le sujet a vécu ou dont il a été témoin. Le traumatisme peut être aussi une suggestion ou un évènement choquant subi par une autre personne dont le patient a entendu parler comme, par exemple, dans le cas de la phobie de la mort.

Les phobies liées à une fixation concernent des peurs intenses et fréquentes connues dans l'enfance. La plupart des adultes s'en libèrent. D'autres maintiennent ces peurs irraisonnables comme si elles étaient restées figées au cours du développement. Les exemples typiques de ces phobies sont la peur des médecins, du sang, de l'orage ou de l'eau dont va vous parler, ce matin, Andrée Cécile Dumont. Dans certains cas, ces personnes apprennent à éviter l'objet ou la situation phobique en observant le comportement d'évitement des parents qui, par ailleurs, ont renforcé ce type de conduite. Effectivement, dans tous les troubles anxieux, y compris les phobies, le sujet a eu au moins un parent anxieux. Ainsi, un enfant peut développer une phobie à travers des peurs excessives des parents qui, en le martelant de consignes de prudence et de recommandations angoissantes, peuvent induire une appréhension importante chez lui.

Les phobies spécifiques se rapportent à des objets ou à des situations. Ces phobies peuvent concerner n'importe quel aspect de l'existence humaine. Maintenant, certaines personnes consultent pour une nouvelle phobie, la peur de la Covid 19 et des situations associées à ce virus.

L'agoraphobie constitue un syndrome composé de plusieurs peurs liées à des situations diverses : endroits publics, voiture, autobus, train, ascenseur... Souvent, elle apparaît après l'âge de vingt ans. Le patient se perçoit comme étant étouffé par une autre personne dont il dépend. Et le fait d'être dominé sape sa confiance en lui-même et sa capacité à fonctionner de manière adéquate et indépendante.

Avec les années, les phobies d'animaux diminuent, alors que les phobies situationnelles augmentent. La conférence du docteur Gilbert Attal portera sur la phobie des souris et des rats. Contrairement à ce qu'on serait tenté de croire, les phobies sont largement présentes chez les personnes âgées.

Dans certaines phobies, il existe un réel danger : l'avion peut s'écraser, on peut se ridiculiser en parlant en public ou tomber malade en mangeant dans un restaurant. Par ailleurs, d'autres phobies ne comportent aucun danger comme voir une personne blessée ou qui saigne. Dans ces derniers cas, ces peurs sont peut-être causées par une identification avec la victime.

Une autre caractéristique des phobies est que la personne réagit à la situation anxiogène en fonction d'une dramatisation interne. Le sujet qui souffre d'acrophobie a des images de chute quand il est en haut d'une falaise. En réalité, la personne n'a pas peur d'une situation ou d'un objet en soi, mais des conséquences d'être dans la situation ou d'être en contact avec l'objet. Ainsi, la peur des hauteurs signifie que la personne a peur de tomber. Dans le cas de la phobie sociale, la personne a peur d'être humiliée, rejetée ou de se comporter d'une manière maladroite.

Dans toute phobie, nous pouvons repérer une croyance fondamentale sous-jacente. Dans l'acrophobie, la peur concerne la chute et la blessure corporelle ou même la mort. Or, une même situation peut provoquer des peurs diverses, selon les individus. Par exemple, dans la peur des ascenseurs, un individu peut craindre que les câbles se cassent, provoquant ainsi une chute brutale de l'appareil. Certains s'inquiètent de rester coincés entre les étages et de mourir de faim. D'autres pensent que, si l'ascenseur se coince, ils peuvent manquer d'air et suffoquer. Par ailleurs, une personne peut avoir peur de manger, une autre peut avoir peur d'avaler comme vous le verrez dans les exposés de Valérie Jean-Xavier et de Stéphane Freschi.

Théories

Différentes théories expliquent l'étiologie des phobies.

D'un point de vue biologique, un hyperfonctionnement des circuits cérébraux, impliqués dans les phénomènes émotionnels, pourrait être à l'origine de manifestations anxieuses excessives.

Pour Freud, « chaque symptôme a un sens et se rattache étroitement à la vie psychique du malade » (1). La phobie a également une signification pour la personne. Il existe toute une symbolique cachée derrière les symptômes phobiques. Ainsi, la phobie serait l'expression de conflits inconscients, de traumatismes dans l'enfance ou de problèmes de sexualité refoulée comme dans le cas du petit Hans.

Freud a développé sa conception des phobies à partir du cas de Hans, un petit garçon de cinq ans qui souffrait de la phobie des chevaux. Après la naissance de sa sœur, Hans s'est senti négligé. Il souhaitait avoir sa mère pour lui. Il percevait son père comme un rival envers qui il ressentait, à la fois, de l'agressivité et de l'affection. Il craignait la punition du père à cause de ses sentiments hostiles. L'angoisse, qui en a résulté, a été refoulée et s'est déplacée sur le cheval par lequel il avait peur d'être mordu.

Or, en réalité, Hans avait vu un cheval se blesser à cause d'une chute. Cet évènement, qui a été à l'origine de la phobie, n'a pas été pris en compte par Freud pour élaborer sa théorie.

Même si, dans l'histoire du petit Hans, la théorie de Freud n'est pas convaincante, dans de nombreux cas, nous retrouvons des symboles ou des messages métaphoriques derrière les phobies. Le mécanisme de défense du déplacement entre également en jeu dans certaines d'entre elles. Par exemple, j'ai connu un petit garçon de six ans qui, à cet âge, portait encore une couche pour bébés. C'est seulement chez lui qu'il pouvait uriner dans un pot. Mais il était incapable d'aller aux toilettes, car il avait peur d'être aspiré par la cuvette des toilettes. Il était également effrayé par la chasse d'eau qui pouvait l'entraîner dans le trou. Il avait aussi l'impression qu'il allait tomber dans ce trou, trop large pour lui, où il pouvait être emporté, également.

Sa mère m'a rapporté qu'à sept mois de grossesse, suite à une dispute avec son mari, elle avait perdu les eaux. Elle avait été admise à la maternité où elle n'avait ressenti aucune contraction au cours des quatre jours suivants. Une première tentative pour provoquer l'accouchement avec les médicaments s'était révélée inefficace. Au deuxième essai médicamenteux, elle avait ressenti de vives contractions. Cependant, le travail avait été long. Chez l'enfant, la peur d'être aspiré par les toilettes était due à l'expérience de la naissance perçue comme dangereuse à ce stade de la vie intra-utérine. Cette angoisse, ressentie à la naissance, a été déplacée sur la cuvette des toilettes. Cet après-midi, Stéphane Freschi vous en dira plus sur le thème de la phobie en tant que symbole.

Une théorie peu connue, qui explique les troubles anxieux, y compris les phobies, est le réflexe de paralysie par la peur dont Pascale Pubellier vous parlera cet après-midi.

Selon la théorie de l'apprentissage, une situation, généralement neutre, devient anxiogène si elle est associée à un stimulus déclencheur de l'anxiété comme un évènement traumatisant que l'on retrouve dans le cas de la phobie de parking. Par la suite, le comportement d'évitement permet de ne pas ressentir l'anxiété et, en même temps, renforce la phobie. Étant donné que cette dernière constitue un comportement appris, il est possible de désapprendre et d'acquérir un nouveau comportement approprié. Ainsi, avec l'aide du patient, le thérapeute établit une liste de situations phobogènes en les classant de la moins anxiogène à la plus effroyable. Puis il procède à une désensibilisation systématique. En état de relaxation, la personne imagine qu'elle s'expose graduellement à la situation redoutée en gérant son anxiété. Entre les séances, elle va s'exposer seule à la même situation, dans la vie réelle.

Parallèlement à la désensibilisation systématique, le thérapeute aide le sujet à corriger les distorsions cognitives et les croyances erronées qui entretiennent l'anxiété dans les situations redoutées. L'approche cognitivo-comportementale permet d'obtenir plus de 80 % de succès dans le traitement des phobies. Même si elle se révèle efficace, elle nécessite de nombreuses séances.

Or, à présent, pour le traitement des phobies, nous disposons d'autres techniques à la fois puissantes et rapides comme l'IMO (Intégration par les Mouvements Oculaires), l'EMDR, l'hypnose et la psychologie énergétique.

Depuis plus de cinquante ans, l'hypnose est utilisée pour cette thérapie. L'efficacité de l'hypnose pour cette pathologie est peut-être due au fait que les phobiques sont, en général, très hypnotisables. De plus, ils ont la capacité de visualiser, de construire des images vives et de concentrer leur attention. La désensibilisation systématique se révèle plus efficace après l'induction d'un état hypnotique.

Approche éricksonienne

En hypnose éricksonienne, peu de praticiens s'intéressent à l'origine du symptôme. Or, Erickson cite le cas d'une femme souffrant de la phobie d'avion qu'il a traitée en hypno-analyse. Une fois que la patiente a les yeux fermés, il lui demande pourquoi elle a peur quand elle est enfermée dans l'avion. Il lui propose de faire un mouvement de tête quand elle saura la cause du problème. Quand elle bouge la tête, Erickson s'assure qu'elle se rappelle l'évènement à un niveau conscient et inconscient et lui dit de raconter ce qui vient. Pendant son enfance, elle se querellait souvent avec son frère. Un soir, en rentrant de l'école, elle était en colère contre lui et lui a arraché une page de son album de timbres. Il l'a enfermée dans un placard avec un chat, alors qu'elle n'aimait pas les chats. Erickson établit un lien entre cet évènement et la phobie d'avion.

Pour le traitement des phobies, le gynécologue américain David Cheek, contemporain d'Erickson, recommande également une approche fondée sur l'insight, c'est-à-dire la prise de conscience de l'origine du problème. Une femme de cinquante ans le consulte pour l'agoraphobie. Pendant vingt ans, elle a été incapable de sortir de chez elle. Vingt-cinq ans plus tôt, elle a rencontré un homme qu'elle n'aimait pas, mais dont elle est tombée enceinte. Elle a avorté, à la suite de quoi elle s'est sentie coupable, inconsciemment. Pendant quatre ans, tout allait bien et après, elle est devenue agoraphobe. Les deux premières séances sont consacrées au renforcement du moi et à l'apprentissage de l'autohypnose. Au troisième rendez-vous, après l'induction d'un état moyen d'hypnose, le docteur Cheek lui annonce qu'elle a développé l'agoraphobie, peut-être, parce qu'elle avait peur que les gens sachent qu'elle avait commis le crime de l'avortement. En entendant ces mots, elle sort de l'hypnose et s'écrie : « C'est ça. Je crains qu'ils ne découvrent cela. Pourquoi devrais-je penser ainsi ? C'est insensé » (2). Ainsi, l'information stressante contenue dans l'inconscient parvient à son esprit conscient et libère la femme de sa phobie.

Pour le traitement des phobies, Maggie Phillips (3), psychologue américaine et spécialiste de la thérapie des états du moi, propose à la personne hypnotisée la visualisation des images de maîtrise qui sont des représentations liées à des expériences de force ou de courage. Elle lui suggère de se concentrer sur ces images pour neutraliser l'anxiété dans les situations phobiques. Ainsi, Maggie Phillips rapporte le cas de Valérie qui a la phobie du sang, mais à qui on doit en prélever pour un examen. Valérie refuse de travailler sur le passé. Maggie lui demande de trouver une situation du passé où elle s'est sentie courageuse. La patiente se rappelle l'expérience de s'être occupée des chiens et d'avoir affronté avec eux des situations dangereuses, sans avoir peur. Maggie lui propose de visualiser tout le processus de la prise de sang se sentant à l'aise et puisant la force dans l'image de cette expérience avec les chiens. Le jour du prélèvement, tout se passe bien.

Le psychologue américain Michael Yapko (4) considère le symptôme comme un phénomène hypnotique. La thérapie consiste à identifier le phénomène hypnotique lié à cette pathologie et à l'utiliser d'une manière complémentaire. Dans la plupart des phobies, le phénomène hypnotique présent est la progression en âge. Par exemple, dans la phobie d'avion, le patient imagine des scénarios catastrophiques comme l'avion qui s'écrase. Le thérapeute peut proposer à la personne hypnotisée de visualiser toutes les choses merveilleuses qu'elle va découvrir, une fois arrivée à destination. Le message que le thérapeute transmet est de visualiser les expériences agréables et relaxantes au lieu des images terribles. Il s'agit de la technique éricksonienne de l'approche utilisationnelle, car le praticien se sert de la capacité du patient à produire des images vives. Or, si la personne a déjà connu des expériences désagréables associées à l'avion et qui n'ont pas été traitées, ces images peuvent interférer avec la visualisation future positive.

Ainsi, pour obtenir les meilleurs résultats dans le traitement des phobies, il est souvent nécessaire de traiter les évènements à l'origine de ces peurs par l'hypno-analyse. Même si la phobie s'est installée à cause de l'éducation des parents anxieux ou à cause des peurs infantiles, en hypno-analyse, nous découvrons des situations désagréables à l'origine de cette pathologie. J'ai traité une femme pour la phobie de l'orage. De plus, elle ressentait une forte angoisse quand elle était en retard à un rendez-vous. Aussi se débrouillait-elle toujours pour arriver bien à l'avance aux rendez-vous. Par l'écriture automatique, l'hypno-analyse a fait émerger un évènement de l'enfance qui l'avait beaucoup marquée. Quand elle avait cinq ans, son grand-père lui a raconté l'histoire suivante. L'arrière-grand-père de la patiente était sorti pour faire des courses. Il n'était pas rentré à la maison à l'heure qu'il avait annoncée. Il avait du retard. Sur le chemin du retour, un orage avait éclaté et il était mort foudroyé. Du récit de cet évènement, elle a retenu deux leçons : il faut avoir peur des orages et tout retard peut causer la mort. Dans ce cas, le traumatisme à l'origine de la phobie est le fait d'avoir écouté l'histoire racontée par le grand-père.

Or, l'hypno-analyse peut nous révéler des évènements traumatisants n'ayant pas de rapport direct avec la phobie. Par exemple, une dame me consulte pour la phobie de la conduite automobile, en particulier sur l'autoroute ou sur un pont. Lors de la séance d'hypno-analyse, par le pont d'affect, elle me rapporte qu'à la naissance de sa troisième fille, elle a eu une forte fièvre. Et le bébé, ayant été contaminé par cette infection, a été séparé de sa mère pour la réanimation en néo-natalité. Lorsque les médecins lui ont annoncé que son enfant avait 50 % de chance de rester en vie, ma patiente a alors ressenti une angoisse et une énorme culpabilité à l'idée de perdre sa fillette. C'était cette possibilité de causer la mort de ses filles dans un accident de voiture qui entretenait sa peur de conduire. D'autres types de traumatismes peuvent également être à l'origine de la peur de conduire comme l'expliquera Christine Clar Glen, cet après-midi. Ainsi, pour l'hypno-analyse, plusieurs techniques peuvent être utilisées comme la régression en âge ou le pont d'affect. La personne aurait pu connaître plusieurs évènements du même type qui auraient renforcé la phobie. En traitant les évènements - le plus ancien, le plus grave et le plus récent – ainsi que toute autre situation similaire qui éveillent encore de l'anxiété chez la personne, le praticien la libère du passé qui entretenait la phobie. Puis il lui propose de visualiser l'avenir dans une situation similaire. Toute gêne associée à cette visualisation sera traitée.

Traiter un évènement ou une situation signifie que le praticien procède en priorité à la désensibilisation pour éliminer toute émotion désagréable liée à l'objet phobique. Ce travail peut se faire avec des techniques hypnotiques fondées sur la visualisation comme le ballon rouge ou la télévision. Cependant, la désensibilisation peut s'effectuer d'une manière rapide et en douceur par les techniques de la psychologie énergétique telles que la Thérapie du Champ Mental (TCM), les techniques de liberté émotionnelle et la technique d'acupression TAPAS. Ces approches présentent de nombreux avantages : elles ne submergent pas le patient d'affect désagréable, elles sont à la fois puissantes, douces et efficaces et elles peuvent lui être enseignées pour qu'il puisse s'en servir, le cas échéant. Par exemple, en une séance d'une heure, j'ai libéré une jeune femme de sa peur des araignées par la Thérapie du Champ Mental. Je lui ai appris cette technique. Quand elle est allée dans sa maison de campagne, elle a été confrontée à une araignée. Malgré le fait que je l'avais préparée à de telles situations, elle a ressenti une anxiété modérée. Elle s'est éloignée de la bestiole et a pratiqué l'algorithme de la TCM pour l'arachnophobie. Une fois apaisée, elle est revenue vers l'araignée avec une bombe insecticide et l'a tuée. Plus tard, dans la même situation, elle n'a ressenti aucune gêne et a tué l'animal, se sentant à l'aise.

Après la désensibilisation, il importe d'installer une croyance positive au sujet de l'évènement. Car le patient entretient des croyances erronées relatives à la phobie qui maintiennent ses peurs. La restructuration cognitive peut s'effectuer également par des techniques hypnotiques, par la psychologie énergétique ou par les stimulations alternatives hypnotiques®.

Une telle approche pluridisciplinaire permet d'obtenir, en quelques séances, d'excellents résultats dans le traitement des phobies simples. L'agoraphobie et les phobies sociales nécessitent un traitement plus long et une psychothérapie globale de la personne. Après moi, Christine Moyaux-Ledour vous présentera la phobie sociale et la thérapie de cette pathologie.

Références :

1. FREUD S. (1917), *Vorlesungen zur Einführung in die Psychoanalyse.* Tr. fr. *Introduction à la psychanalyse.* Paris : Payot, 1961, p. 279.
2. CHEEK D.B., *Hypnosis: The Application of Ideomotor Techniques.* Needham Heights, Massachusetts: Allyn and Bacon, 1994, p. 226.
3. PHILLIPS M., *Finding the Energy to Heal.* New York: Norton, 2000, p. 117-119.
4. YAPKO M.D., *Trancework: An Introduction to the Practice of Clinical Hypnosis.* Third edition. New York: Brunner-Routledge, 2003, p. 420-421.

PHOBIE SOCIALE OU ANXIÉTÉ SOCIALE

Christiane MOYAUX-LEDOUR

Le trouble d'anxiété sociale (TAS) - ou phobie sociale - est un trouble fréquent qui vient au troisième rang des troubles psychiatriques, après la dépression et la dépendance à l'alcool. D'après le *DSM-5* (1), sa prévalence est estimée entre 3 et 13 % dans la population générale et elle entretient de fortes comorbidités avec les troubles dépressifs, le trouble bipolaire et l'abus d'alcool. Les femmes sont touchées deux fois plus que les hommes. Généralement, le trouble apparaît vers l'adolescence ou durant l'enfance et, s'il n'est pas pris en charge, son évolution est chronique.

L'anxiété sociale se manifeste sous des aspects différents comme le trac, la timidité, la phobie sociale ou le trouble de personnalité évitante. Cette pathologie qui a été décrite par Hippocrate comme de la « timidité », environ 400 av. J.-C., reste encore souvent confondue avec ce trait de caractère. Longtemps négligée, elle continue de faire l'objet de recherches cliniques depuis sa reconnaissance comme entité clinique à part entière, dans le *DSM-III*, en 1980.

L'anxiété est une émotion normale et inhérente à la vie. Ressentir de la peur nous permet de réagir et de nous adapter à notre environnement. La plupart d'entre nous ont connu le trac ou de la timidité à l'occasion de certaines situations sociales, comme à l'école, et nous avons appris à les surmonter. L'anxiété sociale devient pathologique quand « la peur des autres » est intense et chronique et qu'elle dépasse alors les capacités organisationnelles et relationnelles du sujet. Et au lieu d'être stimulante, elle devient paralysante et le freine dans son évolution personnelle.

Ainsi, ceux qui souffrent d'anxiété sociale, que Christophe André appelle « l'anxiété d'évaluation » (2), craignent d'attirer le regard des autres, d'être évalués et mal jugés dans des situations d'interaction sociale comme être dans un groupe, parler à une figure d'autorité, manger en public, aborder un inconnu, rencontrer une personne du sexe opposé ou dans des situations de performance telles que faire un discours, passer un entretien d'embauche, monter sur une scène de théâtre, jouer de la musique devant un public, participer à une compétition sportive. Même des situations de la vie de tous les jours, qui se limitent à entrer dans un magasin, à dire bonjour à la boulangère, à demander l'heure ou son chemin, peuvent être anxiogènes. De ce fait, ces personnes évitent les situations qu'elles redoutent, limitant considérablement leurs relations amicales, amoureuses et professionnelles.

L'anxiété sociale a des effets :

a. au niveau corporel : des sensations corporelles internes et externes pénibles, souvent ressenties comme une trahison du corps : des rougeurs, la transpiration, des tremblements, des sensations internes comme l'oppression thoracique, un nœud dans l'estomac, une boule dans la gorge, la bouche sèche, des palpitations, l'impression d'être sur le point de s'évanouir, des envies fréquentes d'uriner, de vomir, des tensions musculaires, des attaques de panique… ;
b. au niveau comportemental : dans la communication orale, des difficultés et des maladresses telles que parler très vite ou trop lentement, murmurer, bafouiller. Le sujet perd le fil de son discours avec parfois un sentiment d'engourdissement des processus mentaux. La crainte de ces difficultés engendre des comportements d'évitement comme celui de « se faire tout petit », de décliner des invitations chez des amis,

d'éviter le regard des autres, de fuir les rencontres amoureuses ou les situations de performance, le refus scolaire ou des comportements de protection comme de ne parler qu'à des personnes connues ou sécurisantes. Dans l'ensemble, les capacités mentales et relationnelles du sujet sont désorganisées, ce qui est à l'origine de ces maladresses et de ces styles relationnels agressifs ou inhibés qu'André qualifie de « hérisson » ou de « paillasson » (3) ;

c. au niveau émotionnel : la personne dit qu'elle ressent de la nervosité, de la fébrilité, de l'anxiété, de la peur, de l'embarras, de la gêne, de la colère à son égard ou envers les autres, une faible estime de soi, un manque de confiance en général ainsi que des sentiments d'impuissance, d'exclusion et d'échec. La tristesse et la honte l'accablent également. L'anxieux social a conscience, de manière presque douloureuse, de la nature excessive et irrationnelle de ses pensées, d'autant plus que ce qui est redouté, comme le rougissement ou le tremblement, tend à se réaliser ;

d. au niveau cognitif : le sujet a des pensées orientées vers le jugement négatif sur soi et la peur du jugement d'autrui comme : « Que pense-t-on de moi ? ». Il redoute les critiques, les réactions hostiles ou les questions pièges ; pour lui, l'auditoire est peuplé de juges en puissance. Il a peur que son malaise soit visible, de faire l'objet de moqueries, de se montrer maladroit, d'être sans intérêt aux yeux des autres et de laisser apparaître son émotivité. Il anticipe avec anxiété les situations futures ; en permanence, il se raconte des histoires « catastrophes » enchaînant les pires hypothèses : « Si je tremble, les gens vont le voir. Je vais me ridiculiser ».

Causes de l'anxiété sociale

Des facteurs biologiques, psychologiques et sociaux peuvent expliquer l'anxiété sociale :

- l'inhibition sociale et comportementale : des études ont mis en évidence le rôle de l'inhibition sociale au cours de l'enfance : si un enfant de deux ans est inhibé, il double le risque d'avoir un trouble d'anxiété généralisée à treize ans (4) ;
- des facteurs biologiques et familiaux : la qualité relationnelle, affective et sociale du milieu familial dans lequel grandit l'enfant va influer sur sa capacité à avancer dans la vie avec aisance, assurance et confiance en lui. Si les parents sont eux-mêmes anxieux et l'exposent peu à des situations sociales nouvelles et variées (sorties, inviter des amis), le risque de développer le trouble augmente pour l'enfant. De même, des parents critiques, qui lui envoient un message global négatif sur lui-même comme : « Tu n'es pas capable », « Tu es faible » ou « Tu dois toujours être le meilleur », entament l'estime de soi de l'enfant. Par ailleurs, des comportements de protection des parents à l'égard de l'enfant vulnérable, inhibé à la base, renforcent l'inhibition comportementale et sociale. Des expériences de négligence précoce ont également été rapportées ;
- l'hypersensibilité de l'amygdale : certains sujets présentent une hyper-réactivité au niveau de l'amygdale. Très sensibles, ils ont tendance à juger des situations, mêmes banales, comme potentiellement dangereuses ;
- les évènements traumatisants : des humiliations, des agressions, des rejets ou le fait d'être différent peuvent altérer le fonctionnement interpersonnel. Le harcèlement moral ou physique subi chez le jeune, à l'école, est un facteur de dépression et de refus scolaire ;

- des facteurs socio-culturels : au Japon, une variante culturelle de l'anxiété sociale, nommée Taijin Kyofusho, est le fait de redouter de gêner autrui plutôt que de se mettre soi-même dans l'embarras (par le fait de transpirer ou de dégager une mauvaise odeur) ;
- les évènements de la vie : des déménagements et des séparations dans l'environnement familial ou scolaire peuvent affecter la relation avec les autres.

L'approche cognitive et émotionnelle de l'anxiété sociale

Dans la dépression et dans l'anxiété, les spécialistes de la thérapie cognitive ont montré l'existence de distorsions cognitives qui proviennent des systèmes organisés de croyances et de pensées négatives (schémas) que le sujet entretient sur lui-même et sur son environnement. Chopra explique que la peur est persuasive, car « elle crée une fausse perception du monde » (5) ; en envoyant un signal d'alarme dans notre cerveau archaïque, celui-ci se met alors automatiquement en mode de fuite, de lutte ou de figement. Pour ne plus subir la peur, nous pouvons faire appel au pouvoir de notre cerveau à recréer sa réalité, en apprenant à changer nos pensées et à devenir conscients de ce que nous ressentons.

Chez les personnes souffrant de troubles anxieux et dépressifs, Beck a identifié plusieurs types d'erreurs de pensée provenant des cognitions négatives sur soi-même, sur l'avenir et sur l'environnement (le monde et les autres) comme :

Chez les dépressifs	Chez les anxieux sociaux
« Je ne vaux rien, ma vie est nulle. »	« Je ne suis pas intéressant. »
« Les gens sont égoïstes, le monde est injuste. »	« Ils vont me trouver ennuyeux. »
« Je finirai seule, c'est sans espoir. »	« Je ne parviendrai jamais à rien. »

Le fait d'identifier les pensées erronées, qui s'imposent automatiquement à la conscience, permet de pouvoir les remplacer par des pensées positives alternatives.

Les thérapies comportementales et cognitives (TCC) ont prouvé leur efficacité dans la prise en charge du TAS. Cependant, certains cliniciens ont constaté des limites aux TCC classiques où 30 % des personnes rechutent à dix-huit mois. D'autres approches comme l'ACT (thérapie d'ACceptation et d'engagemenT), la thérapie interpersonnelle ou des psychothérapies intégratives replacent le ressenti émotionnel du sujet et ses valeurs au centre du processus thérapeutique. L'objectif est d'aider le patient à accepter son ressenti émotionnel, en particulier la honte. L'exposition à cette dernière permettrait d'agir directement sur les composantes cognitives du trouble comme les ruminations et les auto-dévalorisations.

Plusieurs études confirment l'efficacité de ces approches, ainsi que celle de la méditation de pleine conscience, pour diminuer la centration sur soi et les comportements d'évitement, l'identification des distorsions cognitives devenant optionnelle.

L'EFT, un modèle cognitif ?

Mollon (6) utilise l'EFT avec le principe de la libre association de la psychanalyse. Pour lui, cette approche énergétique partage des composantes avec les TCC, en particulier : l'exposition à la situation dans l'imagination ou dans la vie réelle, la désensibilisation des émotions qui dérangent et la restructuration cognitive. Le fait de tapoter des points spécifiques sur le corps crée une rupture dans le schéma cognitif du patient qui est, alors, plus disponible pour recevoir de nouvelles informations sous forme d'affirmations positives ou alternatives. L'EFT est très efficace pour accéder aux croyances limitantes du sujet qui se manifestent sous forme d'inversions psychologiques.

L'hypnothérapie intégrative® appliquée à un cas de phobie sociale

Âgé de vingt ans, Alan souffre d'un mal-être et de phobies qui l'empêchent de sortir de chez lui. Il suit un traitement pour l'épilepsie et doit faire un contrôle EEG (électro-encéphalogramme), deux fois par an. Les premières crises d'épilepsie sont apparues après une période de stress et d'anxiété qui a commencé en seconde. Trois garçons de sa classe, assis derrière lui, se moquaient de lui. Assis au premier rang, bon élève et attentif, Alan s'est installé au fond de la classe pour échapper à ces bavardages qui le stressaient et le déconcentraient. Ses résultats scolaires ont baissé et ses parents ont contacté l'équipe enseignante du lycée. Déprimé, Alan a été partiellement déscolarisé et a dû suivre une thérapie de groupe et individuelle, pendant environ un an. Mais les comportements des trois garçons ont continué de manière plus discrète. Alan a fini par refuser d'aller au lycée, préférant suivre les cours par correspondance avec le CNED. Mais à seulement six mois du baccalauréat, il s'est démotivé et a arrêté sa scolarité.

Il me demande si l'hypnose peut faire disparaître le mal-être et les phobies. La thérapie dure onze mois et se déroule suivant les étapes de l'hypnothérapie intégrative® (7) qui sont : le renforcement du moi, la désensibilisation des évènements marquants, la restructuration cognitive et le travail sur les schémas de Young et Klosco (8).

Les scores aux questionnaires d'évaluation du trouble d'anxiété généralisé de Varma, de dépression de Beck et des schémas de Young et Klosco montrent la présence d'anxiété et de vulnérabilité ainsi que des sentiments élevés d'exclusion et d'échec. Heureusement, ses relations avec ses parents sont bonnes, dans l'ensemble. Alan était un enfant « très attendu », sa mère ayant patienté pendant dix ans avant d'obtenir l'accord de son mari pour un deuxième enfant. L'accouchement s'est bien déroulé. Ses parents étaient heureux de son arrivée.

Il ressemble à un adolescent à la tenue décontractée. D'emblée, je le trouve sympathique. Il collectionne les mangas et aime cuisiner les pâtes. Son hobby est d'aller jouer au badminton, une fois par semaine. Il me fait part de son désir de moins dépendre de ses parents et de trouver un travail. Son avenir l'inquiète. Et il me dit qu'il vit « à l'envers », car il passe une partie de la nuit à jouer à des jeux vidéo et une partie de la journée, à dormir.

Hypnose et ressources : le renforcement du moi

L'hypnose est une alliée précieuse que j'utilise à presque chaque séance. Alan se révèle être très hypnotisable et se plonge rapidement en état profond d'hypnose. Les objectifs visés par l'hypnose sont :

- la détente et la relaxation musculaire ;
- l'apprentissage de la respiration en pleine conscience ;
- retrouver et installer des ressources de calme, de paix et de confiance grâce au souvenir agréable (Alan a sept ans et joue au ballon avec des amis) ; le lieu sûr (un jardin japonais inspiré des mangas où il se sent en sécurité et détendu) ; un souvenir de réussite (le permis de conduire) ;
- découvrir sa force intérieure (le « noir et le blanc » l'aident à se sentir confiant) ;

- la focalisation de l'attention vers l'extérieur pour se décentrer de ses sensations internes (tensions, contractures musculaires) ;
- le soi futur, le conseiller intérieur…

En sortant de l'hypnose, il a tendance à s'exclamer : « Ça marche ! ». Une des difficultés pour les personnes épileptiques, notamment pour Alan, est de gérer l'état de transe hypnotique. En effet, lors de la phase d'induction, je m'aperçois que ses paupières se contractent et que ses pouces se replient vers l'intérieur des mains. Mais la suggestion : « Dès que ton inconscient sait que tu peux aller dans un état de relaxation encore plus profond et encore plus agréable, les muscles de ton visage et de tes mains vont se détendre. Tout ton corps se détend » va faciliter le processus hypnotique pour lui.

La psychologie énergétique et la désensibilisation

Plusieurs techniques psycho-énergétiques s'avèrent très efficaces pour travailler sur les évènements du passé en lien avec l'anxiété et les affects non libérés.

Je lui enseigne la Thérapie du Champ Mental (TCM), de Roger Callahan, ainsi que la correction de la sur-énergie de Cook. Nous commençons par le souvenir le plus ancien en rapport avec son stress. Je lui demande de repenser à la scène en classe quand des garçons se moquent de lui dans son dos. Il croit qu'il s'agit d'insultes. À la suite à cet évènement, il est resté avec la croyance : « Je ne peux pas faire face ». La pensée négative est : « Je n'ai pas été capable de répondre ». Il tapote des points spécifiques pour traiter les sentiments de tristesse et de déception ressentis à 7 sur l'échelle du Sud's. Le malaise tombe rapidement à 1, résultat qui se confirmera à la séance suivante.

La TAT® (Tapas Acupressure Technique, de Tapas Fleming) produit un changement profond chez lui. Alors qu'il repense à la situation en classe, Alan est dérangé de ne pas savoir ce que les autres élèves disaient de lui et ressent ce stress dans le ventre. Je lui demande de se concentrer sur l'image de la scène et sur les bavardages dans son dos. Au fur et à mesure, des prises de conscience ainsi que des changements cognitifs s'effectuent comme : « Ce n'est pas parce que, eux, ils le faisaient, que les autres faisaient pareil ». Alan n'éprouve plus la tristesse que lui causait l'inquiétude de ses proches, à son sujet. Une sensation bizarre se produit au niveau de son cerveau (lobe frontal gauche), comme un déclic, qui le surprend. À la fin de la séance, les douleurs au ventre ont disparu. Alan choisit la croyance : « Je peux me détendre ». Après cette consultation, il constate qu'il dort mieux et il pratique la relaxation musculaire de Jacobson ou la respiration en conscience.

Avec la TCM et la technique Be Set Free Fast, de Larry Nims, d'autres évènements seront désensibilisés en lien avec sa voisine qui lui apportait les devoirs et dont il était très amoureux. Ces souvenirs éveillent de la peine, de la tristesse et de la honte en lui. Trois séances seront nécessaires pour l'aider à surmonter ses sentiments d'échec et à être capable de repenser à elle de manière plus apaisée, le corps libre de toute tension.

Deux mois après le début de la thérapie, le contrôle EEG chez le neurologue : « Est nickel », me dit-il. Le deuxième contrôle sera également parfait.

Le carnet de bord est un outil thérapeutique. Je lui demande de l'avoir toujours sur lui et, chaque fois qu'il ressent l'anxiété, il doit aussitôt noter les éléments suivants : le jour, l'heure, le lieu, le temps qu'il fait, ce qu'il ressent et la couleur du pull qu'il porte. Cet exercice, très efficace, lui permet de réussir à passer le portillon de chez lui pour aller à la boulangerie.

À la septième séance, en hypnose, Alan se revoit « mal habillé » et négligé avec les cheveux gras. Il pense que les garçons se moquaient de son allure. Je lui suggère de visualiser, dans un champ, un énorme ballon rouge à l'intérieur duquel il peut se débarrasser de toutes les gênes qui restent en lien avec cette image.

La thérapie des états du moi

En hypnose, des états du moi - ou parties - de la personne se manifestent parfois spontanément. Ce jour-là, il arrive avec un léger stress en pensant à certaines situations comme venir me voir, sortir faire les courses avec sa mère ou croiser un passant dans la rue. Cette peur se manifeste par une tension dans le dos. En hypnose, la technique du pont somatique permet de trouver l'origine de cette sensation. Une nouvelle scène se présente : au collège, dans les escaliers, Alan a onze ans et des jeunes, plus âgés, le bousculent par-derrière. Par l'intermédiaire des mouvements des doigts, j'interroge son inconscient. Avec une voix différente, Alan répond : « J'ai peur ! ». Je traite « Peur » comme une partie d'Alan et m'adresse à l'inconscient qui accepte d'aider Alan à diminuer la part de peur excessive. Puis j'appelle une autre partie en renfort qui se nomme « Sagesse ». Elle ne sait pas comment aider Alan. Je lui propose donc d'expliquer à « Peur » et au moi adulte d'Alan que, désormais, il n'a plus besoin d'avoir peur. Il peut prendre du recul et rester détendu. « Sagesse » est d'accord et accepte de lui transmettre ces informations. Quand les parties ont terminé leur travail, je les remercie de leur coopération. En hypnose, je suggère que, dorénavant, chaque fois qu'il passera le portillon de sa maison, il le fera de plus en plus facilement, qu'il aura de plus en plus plaisir à découvrir le monde extérieur et qu'il se sentira de plus en plus à l'aise dans les différentes situations de sa vie…

Le traitement des affects en lien avec les figures parentales

Sa mère, une « vraie maman poule », s'inquiète trop pour lui. Je recours donc à l'EFT (Emotional Freedom Techniques - Techniques de libération émotionnelle) pour lui permettre d'exprimer tout ce qui le dérange en lien avec elle, en particulier, quand il se rend seul en voiture au badminton et qu'elle insiste pour qu'il lui envoie un SMS pour lui confirmer qu'il est bien arrivé. Il aimerait qu'elle lui fasse plus confiance. Après cette séance, sa mère accepte de ne plus le faire.

L'exploration de la vie intra-utérine, par les mouvements idéo-moteurs, indique que « tout se passe bien ». J'invite donc Alan à avancer en âge jusqu'au prochain évènement significatif. L'index gauche se lève, au moment où il ressent beaucoup de colère vis-à-vis de son père qui « travaille trop » et qui n'est pas disponible pour lui. Sa voix change et devient comme celle d'un enfant qui boude. Ce nouvel état du moi a neuf ou dix ans. J'explique à cette partie la notion d'empathie et l'importance, que peut avoir pour un garçon de cet âge, de pouvoir communiquer avec son père. Le doigt pour « Oui » se lève. L'inconscient est d'accord pour aider Alan à diminuer l'intensité de cette émotion. À cet état-enfant, je propose la visualisation suivante : en se promenant dans un bois, il voit une bûche, qui représente toute sa frustration et toute sa colère, et, à coups de hache, il la détruit, se libérant ainsi de ses émotions. Je termine par des suggestions de reparentage. Après cette séance, Alan a une discussion avec son père à qui il reproche de ne pas s'intéresser à la vie de famille et il arrive fatigué au rendez-vous. Le test d'énergie montre qu'il est en sous-énergie, car il ne dort pas assez. Je lui fais faire la correction de la sous-énergie. Puis avec la TCM, je l'aide à dépasser ce ressentiment. Une autre séance sera nécessaire pour l'aider à se libérer complètement de cette colère. Plusieurs corrections d'inversion psychologique seront nécessaires pour l'apaiser. En hypnose, je l'invite à revoir toute sa relation avec son père, depuis sa naissance jusqu'à aujourd'hui. Il n'y a plus de tension ni de colère. À ce stade, Alan constate plusieurs changements positifs dans sa vie : au badminton, il a des amis qui l'apprécient, ses sorties sont plus fréquentes, il peut faire des courses avec sa mère et c'est lui qui conduit et, si un signe d'angoisse apparaît, il respire et se détend.

Pour clore ce travail de désensibilisation, je lui propose de revoir toutes les situations au lycée liées aux garçons harceleurs avec toutes ses nouvelles ressources. Une dernière image apparaît où les trois « ennemis » sont assis sur un muret et le fixent. Alan a peur de marcher devant eux. Il va corriger cette expérience émotionnelle en choisissant de passer devant eux et en leur répondant verbalement. Il sort de cette séance en se sentant renforcé et ressent cette confiance dans son torse.

Motivation et restructuration cognitive

Le moment est venu de renforcer ses motivations personnelles et d'augmenter son estime de soi à l'aide de suggestions positives personnalisées, fondées sur ses qualités et sur ses talents personnels. Comme de nombreuses personnes anxieuses sociales, Alan est gentil, à l'écoute de l'autre et prêt à rendre service. En autohypnose, je renforce toutes ces qualités en lui précisant de toujours veiller à respecter ses besoins. Ainsi, il apprend à créer des relations plus authentiques et plus satisfaisantes avec les autres.

Six mois après nos premières séances, il s'inscrit dans une école qui propose une remise à niveau à des jeunes qui ont quitté le système scolaire. L'idée d'affronter ces nouvelles situations et de rencontrer de nouvelles personnes fait ressurgir de l'anxiété chez Alan. Je lui enseigne les catégories de distorsions cognitives de Beck et il apprend à remplir le tableau en cinq colonnes. Les pensées automatiques sont remplacées par des pensées alternatives :

« J'ai peur que ça se passe mal. »	Inférence arbitraire	« Je peux contrôler mes émotions. »
« Je vais paniquer, trembler. »	Maximalisation	« Je peux me détendre. »
« J'ai peur du regard des autres, ils vont se moquer de moi. »	Lecture de pensée, raisonnement émotionnel	« Je peux me faire des amis. »
« Je suis moins compétent que les autres. »	Minimisation du positif	« J'ai des qualités, j'ai des compétences. »
« Aucune fille ne s'intéresse à moi. »	Surgénéralisation	« Je peux me faire apprécier. »

Alan continue à s'investir dans ses nouvelles activités. Je renforce l'expérience agréable et satisfaisante où il se revoit se présenter devant les autres et tout se passe très bien, même mieux que prévu ! Il fera plusieurs stages en entreprise, dont un dans celle où travaille son père. Le plus étonnant est qu'il a repris un rythme veille-sommeil normal, car, un jour, il m'annonce, content : « Je me suis remis à l'endroit ! ».

Traitement des schémas de Young et Klosco

Après neuf mois de thérapie, le score de chaque schéma a baissé de manière significative. Les trois dernières séances sont consacrées à examiner ensemble, pour chacun des schémas, les croyances qui restent encore vraies pour lui. J'aide Alan à corriger ses pensées dysfonctionnelles par le questionnement socratique, à partir d'évènements récents où ses croyances ont été réactivées. Ainsi, pour le schéma « Méfiance et abus », la croyance : « Je dois être sur mes gardes » devient : « Je peux apprendre à faire confiance ». Pour le schéma « Abandon », la croyance : « J'ai trop besoin des autres » se transforme en : « Je peux être autonome ». Pour le schéma « Exclusion », à la place de : « J'ai l'impression d'être terne et ennuyeux », il choisit de croire : « J'aime écouter les histoires des autres ». Au lieu de se sentir seul et isolé de la société en général, il prend conscience du fait qu'il peut avoir des amis et profiter aussi des moments où il est seul.

Alan apprécie beaucoup ce travail thérapeutique. Huit mois après la fin de la thérapie, j'ai des nouvelles. Il va bien et continue des stages de formation « dans le but d'entrer dans la vie active ».

Références :

1. American Psychiatric Association,A.P.A., *Mini DSM-5®. Critères Diagnostiques.* Traduction française Crocq MA., Guelfi JD. Paris : Elsevier-Masson, 2015.
2. ANDRÉ C., LÉGERON P., *La peur des autres.* Paris : Odile Jacob, 2003, p.47.
3. ANDRÉ C., LÉGERON P., ouvrage cité, p. 78-79.
4. KAGAN J., SNIDMAN N. & ARCUS D.M., « Initial reactions to unfamiliarity, Current Directions » in *Psychological Science.* 1. 171-174, 1992.
5. CHOPRA D., TANZI R., *Le fabuleux pouvoir de votre cerveau.* Paris : Guy Trédaniel, 2013, p. 147.
6. MOLLON P., *Psychoanalytic Energy Psychotherapy.* London: Routledge, chap.15, 2018, p.335-348.
7. VARMA D., *Hypnothérapie, une approche intégrative.* Paris : L'Harmattan, 2016.
8. YOUNG J.E., KLOSKO J.S., *Reinventing Your Life.* New York: Dutton, 1993. Tr. fr. *Je réinvente ma vie.* Montréal : Éditions de l'Homme, 1995.

Lien vers des sites web spécialisés

https://tcc.apprendre-la-psychologie.fr/pensees-automatiques.html

MÉTHYPHOBIE OU PEUR DE MANGER

Valérie JEAN-XAVIER

En avril 2017, Louise franchit le seuil de mon cabinet. C'est une jeune fille de dix-neuf ans, étudiante dans une école d'infirmière, un peu timide, très mince et à l'air un peu fragile. Elle m'expose son cas qu'elle qualifie de « ridicule » : il y a un peu moins d'un an, lors d'une réunion, elle a bu deux ou trois verres de vin. En fin de soirée, elle était légèrement grisée, mais tout allait bien. Pourtant, la nuit, qui a suivi, a été remplie de cauchemars et, tout le temps, elle a rêvé qu'elle buvait de l'alcool. Elle s'est réveillée avec « la gueule de bois », nauséeuse et migraineuse.

Quelque temps après, un après-midi, Louise a bu une bière. La nuit suivante, elle a à nouveau fait des cauchemars, comme la première fois, et elle s'est encore réveillée avec la nausée. C'est ainsi que son problème a commencé. Et huit mois après, il s'est largement aggravé, mais je vous détaillerai cet aspect un peu plus tard.

Caractéristiques des phobies

Cette histoire de rêves me laisse perplexe. Pour comprendre le type de trouble décrit plus haut, je me tourne vers le philosophe Vladimir Jankelevitch pour avoir un début d'explication, puisque, pour lui : « L'indistinction du rêve et de la réalité, n'est-ce pas le thème central autour duquel les psychasténiques et les hypotendus du docteur Janet brodent presque toutes leurs confidences ? » (1).

Le point de départ de mon fil conducteur étant identifié, j'irai donc chercher les bases de mon raisonnement chez Janet.

Pour ce dernier, les phobies résultent d'obsessions qu'il classe en cinq catégories :

- les obsessions du sacrilège, probablement moins répandues aujourd'hui du fait de l'effacement du sacré dans notre société ;
- les obsessions du crime ;
- les obsessions de la honte de soi ;
- les obsessions de la honte du corps ;
- les obsessions hypocondriaques.

D'après cette classification, le cas de Louise se situe dans les obsessions hypocondriaques. Car, comme vous le verrez plus tard, à part quelques épisodes durant lesquels elle s'est retrouvée dans des situations nauséeuses, aujourd'hui, son problème est essentiellement lié à « la peur que quelqu'un mette de l'alcool dans sa nourriture ou dans sa boisson ».

En effet, quelques mois avant de venir me voir, son obsession est réellement devenue une « phobie ». En janvier 2017, elle a déjeuné chez ses grands-parents. Son grand-père lui avait préparé une daube qu'elle a mangée avec plaisir. Et pourtant, le lendemain matin, elle s'est retrouvée à nouveau prise de nausées, après avoir passé une nuit épouvantable. Cela a été le tournant d'une vraie aggravation de ses troubles et de l'installation réelle de la phobie avec les caractéristiques citées dans le *DSM-5* :

- « Peur ou anxiété intense à propos d'un objet ou d'une situation spécifique. » En l'occurrence, Louise présente une anxiété spécifique liée à la peur qu'il y ait de l'alcool dans sa nourriture ;

- « L'objet ou la situation phobogène provoque presque toujours une peur ou une anxiété immédiate. » Dans le cas de Louise, la simple idée d'une situation à risque suscite de l'anxiété ;
- « La situation ou l'objet phobogène est activement évité(e) ou vécu(e) avec une peur ou une anxiété intense. » Louise est parfaitement dans ce processus ;
- « La peur ou l'anxiété est disproportionnée par rapport au danger réel engendré par l'objet ou la situation spécifique et par rapport au contexte socioculturel » ;
- l'évitement ou l'anxiété dure plus de six mois ;
- « La peur, l'anxiété ou l'évitement causent une souffrance cliniquement significative ou une altération du fonctionnement social, professionnel ou dans d'autres domaines importants ;
- le trouble n'est pas mieux expliqué par les symptômes d'un autre trouble mental » (2).

En effet, Louise développe maintenant une peur panique à l'idée que quelqu'un puisse mettre de l'alcool dans sa nourriture. Elle commence à s'isoler socialement. Elle ne déjeune plus avec ses amies. Elle préfère apporter son repas qu'elle laisse dans un réfrigérateur. Mais rapidement, même cette option n'est plus tenable pour elle. Entre février et avril, elle a perdu dix kilos et a mis en place une stratégie d'évitement caractéristique des phobiques. C'est à ce moment-là qu'elle me consulte parce que l'été va arriver et qu'elle redoute les sorties que son compagnon est en train de programmer.

Un traitement de choix : les thérapies cognitives et comportementales

Lors de notre première rencontre, la panique l'empêche de décrire précisément comment la tension et l'émotion se propagent dans son corps et dans sa tête. Elle se focalise essentiellement sur les rêves qui vont suivre et l'état dans lequel elle se réveillera, le lendemain. Lors d'une prochaine séance, j'apprendrai à Louise à comprendre les distorsions cognitives, puis à les compléter dans son tableau. J'attends avec confiance la rencontre suivante.

Les schémas

Avant la deuxième consultation, Louise me renvoie le questionnaire des schémas de Young et Koslow qui révèle qu'elle présente un sentiment d'exclusion et de vulnérabilité et un schéma d'assujettissement.

Lors de l'anamnèse, je n'ai pas remarqué de traumatismes graves. Mais au deuxième rendez-vous, Louise arrive profondément perturbée, ayant eu une violente dispute avec son compagnon pour avoir refusé d'aller à l'anniversaire de son meilleur ami. Elle me confie également être de plus en plus souvent en colère pour pas-grand-chose : un professeur en retard, le temps qu'il fait, un stylo qui n'écrit plus… Elle a conscience que ses colères ne sont pas justifiées. Concernant son compagnon, elle est à la fois très en colère contre lui, car il ne l'accompagne pas dans sa démarche et, en même temps, très triste en pensant qu'elle va droit vers une rupture. Donc, à cette séance, je lui apprends la Thérapie du Champ Mental (TCM) pour qu'elle prenne conscience de ses émotions et qu'elle puisse ainsi les gérer efficacement.

L'hypno-analyse

À la troisième séance, Louise m'indique qu'il s'est probablement passé quelque chose pour que cette phobie se déclenche. Étant d'accord avec elle, je procède à l'hypno-analyse pour repérer et pour traiter les facteurs responsables de ce trouble, y compris tout traumatisme. Après l'induction hypnotique, l'approfondissement et la mise en place des réponses idéomotrices (signaling par le mouvement des doigts), l'exploration des causes de la phobie révèle les facteurs suivants :

- un conflit intérieur ;
- la suggestion d'une personne ayant autorité ;
- le stress.

Après avoir obtenu ces réponses, je demande à l'inconscient si, maintenant, il accepte de travailler sur l'évènement où quelqu'un aurait pu lui suggérer quelque chose en lien avec la problématique. Sa réponse est : « Oui » ». J'approfondis la transe et une image apparaît. Spontanément, Louise se met à pleurer. Elle est sur un lit d'hôpital avec des électrodes, partout. Elle vient de se réveiller. Elle voit sa maman, qui n'a pas encore vu qu'elle ne dormait plus, pleurer à côté d'elle. Louise est submergée par un très fort sentiment de culpabilité. Son niveau de détresse se situe à 9/10. La culpabilité est provoquée par la compréhension des conséquences négatives de son comportement qui a causé un préjudice à quelqu'un qui souffre, désormais. Et cette personne, c'est sa mère que Louise aime par-dessus tout. Je procède à la désensibilisation par la Thérapie du Champ Mental. Louise se calme un peu et finit par me dire : « Je suis là, car j'ai bu de l'alcool. Je ne fais que des bêtises ». Et elle continue par quelques tapotements de la TCM. Elle ressent de la nausée et un serrement au niveau du crâne. Elle tape à nouveau le bord de son index, point qui correspond à la culpabilité. Elle arrête de pleurer et devient plus calme. Le Sud's descend à 4. Elle a l'impression que des petits papillons dansent à la fenêtre.

Je continue avec des stimulations alternatives auditives. Elle voit sa maman qui se retourne complètement vers elle en cachant ses larmes, qui lui fait un grand sourire et qui la serre dans ses bras en lui disant qu'elle l'aime. Le Sud's tombe à 0. J'installe et je renforce la cognition : « Je suis capable de faire mes propres choix ». Je lui demande de faire un scan du corps et, là, Louise est prise d'un violent mal de crâne. Je lui suggère de laisser venir une image et de me raconter ce qu'il se passe. Elle a treize ans. Elle est dans le cabinet d'un neurologue qu'elle consulte avec ses parents pour de violentes migraines. Le médecin est en train d'établir l'ordonnance ; il la regarde et lui dit : « Louise, avec ce traitement, il y a une chose très importante : il ne faut pas boire de l'alcool. C'est très dangereux. Pas la moindre goutte d'alcool ». À ce moment, elle ressent de la colère dans ses mains et dans sa tête. Elle met du temps pour trouver la cognition négative, car elle est focalisée sur : « Devant mes parents, il dit que je ne suis pas quelqu'un de bien. Il croit que je peux faire ça… ». Et je lui dis : « Mais toi, au moment où il dit ça, qu'est-ce que tu penses de toi ? ». Sa réponse est : « Je suis imparfaite ». Le Sud's est à 5. Pendant notre échange, l'étau au niveau du crâne s'est déjà desserré. Je fais quelques stimulations alternatives auditives. Le Sud's descend à 2. Nous terminons par des stimulations kinesthésiques, le Sud's tombe à 0.

La cognition positive qui vient très vite est : « J'ai le droit de faire des erreurs ». Je lui demande d'imaginer qu'elle boit un verre avec sa meilleure amie ; tout se passe bien. Elle rentre chez elle, prend plaisir à se démaquiller et à préparer sa nuit. Elle se couche, passe une très bonne nuit, fait un rêve très agréable et se sent relaxée au réveil.

À la séance suivante, Louise revient très détendue. Pendant l'anamnèse, elle m'a parlé de son neurologue et, notamment, des migraines qui avaient disparu assez rapidement. Mais elle a complètement occulté le coma éthylique qui, quelques semaines après, s'était produit lors d'une soirée, avec son club de basket, au cours de laquelle, avec sa meilleure amie, elle avait vidé quelques verres « oubliés » par les adultes. Son amie avait eu une « belle gueule de bois » et elle, elle avait fini à l'hôpital. Cela lui semble tellement évident, maintenant, qu'elle est étonnée de ne pas m'avoir parlé de cet évènement.

L'importance des rêves dans la phobie de Louise

Je me rends compte que, depuis le début du traitement, j'ai ignoré un des aspects de la phobie de Louise : la part du rêve dans les troubles induits par sa phobie. Dans son cas, il y a bien un comportement déclencheur : boire un verre d'alcool qui va causer un rêve et, probablement, des émotions qui vont, elles-mêmes, provoquer un état particulier : la nausée.

Le modèle cognitif des rêves de Beck voit le rêveur « comme quelqu'un d'idiosyncratique et le rêve comme une dramatisation de la triade cognitive, c'est-à-dire la vision du soi, du monde et du futur. Les rêves sont des produits du monde intérieur du rêveur qui sont dans une réelle continuité avec les processus de la pensée pendant l'état d'éveil » (3). D'après Beck, les pensées automatiques ou les distorsions cognitives peuvent être considérées comme une sorte d'idée probablement analogue à ce que Freud appelle le préconscient. « Les pensées automatiques sont beaucoup plus reliées aux rêves idiosyncratiques que les réelles cognitions qui se trouvent au centre de la conscience de l'individu » (4).

Chez Louise, la cognition, qui apparaît, est : « Je ne fais que des bêtises ». La patiente vit ses rêves comme des cauchemars où elle boit à outrance en sachant qu'elle brave un interdit. L'émotion, qui en ressort, est bien la culpabilité. Pour autant, une jeune femme de dix-neuf ans, qui boit un verre de vin ou une bière, ne devrait pas ressentir une telle culpabilité. Cette émotion est amplifiée par le fait qu'elle se sent coupable d'avoir transgressé une norme sociale.

D'après Beck, une façon économique de découvrir les schémas dysfonctionnels des patients est de s'approcher du sens de leurs rêves et de considérer leurs interprétations comme une sorte de biopsie de leurs processus psychiques.

En thérapie, je n'ai pas approfondi le travail sur les rêves de Louise. « Mais dans les modèles de Freeman et Boylls (1992) et de Freeman et White (2004), les investigations vont beaucoup plus loin, proposant au patient un carnet d'auto-enregistrement des rêves, carnet en six colonnes, nous rappelant le carnet classique des thérapies comportementales et cognitives et reprenant : la date, le rappel du rêve, les émotions (0 - 100), les pensées et les associations, la restructuration adaptée et la réévaluation des émotions (0 - 100) » (5).

En thérapie cognitive, les recherches concernant l'interprétation des rêves n'en sont, actuellement, qu'à leur début et s'orientent plus, aujourd'hui, vers le rêve lucide. Beck (1971) est convaincu que le modèle cognitif des rêves offre une alternative au point de vue de Freud (1900) qui consiste à considérer les rêves, à la fois, comme un moyen de la réalisation du désir et le gardien du sommeil. Pour autant, le thérapeute cognitiviste doit éviter le piège des symboles universels des rêves. Dans le cas de Louise, la question des symboles ne s'est pas posée, puisque le rêve était directement lié à l'objet de la phobie.

La méditation de pleine conscience

Lors de la séance suivante, Louise me rappelle qu'elle n'est pas encore retournée déjeuner avec ses collègues, mais qu'elle a recommencé à manger au travail, ne craignant plus que quelqu'un lui verse de l'alcool dans son assiette. Donc, nous fixons :
- un objectif à moyen terme (deux mois) : aller à une soirée avec son ami et se permettre une coupe de champagne et ;
- un objectif à long terme : faire un stage étudiant de deux mois, en Birmanie.

Pour cela, j'axe la thérapie sur deux autres aspects qui sont apparus pendant la séance d'hypno-analyse : le stress et le conflit intérieur. Pour le stress, Louise va apprendre la méditation de pleine conscience et va s'engager dans un travail quotidien de gestion du stress. Elle maîtrise assez rapidement l'autohypnose qui, maintenant, lui semble plus bénéfique que la Thérapie du Champ Mental qu'elle a du mal à pratiquer au quotidien. Je lui propose également la cohérence cardiaque qu'elle utilise trois fois par jour. Elle me dit qu'elle n'a aucune raison d'être stressée. Depuis un an, elle vit avec son ami. Elle a réussi son concours d'entrée à l'école d'infirmière et s'est inscrite dans l'école de son choix. Ses études se passent plutôt bien, même si les périodes de stages sont stressantes.

À la cinquième séance, elle a pris conscience de plusieurs faits dans sa vie, notamment que la phobie a démarré lors d'une période de stress intense. En effet, elle était « tiraillée » entre la joie de partir vivre avec son ami et la peur que leur couple ne soit pas à la hauteur de « ses modèles » : ses parents et sa sœur. Comme eux, elle a rencontré son compagnon très jeune, à quinze ans. Elle en est très amoureuse et pense faire sa vie avec lui. Mais elle est très perturbée et se pose beaucoup de questions au sujet des nombreuses disputes dans son couple, alors qu'elle n'a jamais vu ni ses parents ni sa sœur et son compagnon se quereller ainsi. Pourtant, elle s'est rendu compte que les exercices de méditation et d'autohypnose ont vraiment fait diminuer sa peur et que les disputes s'espacent de plus en plus. À présent, elle est sûre de ses choix et elle a conscience qu'elle n'a pas choisi ce garçon pour faire comme ses parents et sa sœur, mais parce qu'elle l'aime vraiment. Lors de cette séance, elle a envie de parler et elle est assez fière de ses prises de conscience. Je termine par un renforcement du moi et par un ancrage de tous les aspects positifs qu'elle a mis en avant.

Au dernier rendez-vous, Louise m'annonce qu'elle a recommencé à manger avec ses collègues. Il ne me semble donc pas nécessaire de mettre en place un carnet de suivi des distorsions cognitives. Par contre, je consacre la séance d'hypnose au renforcement du moi avec les suggestions de la thérapie rationnelle-émotive de Stanton. Ces suggestions me paraissent appropriées pour la libérer définitivement de la culpabilité. Et elle repart avec l'enregistrement de cette dernière séance d'hypnose.

La thérapie rationnelle émotive

La thérapie rationnelle-émotive, développée par Albert Ellis, est une pratique psychothérapeutique empirique et directive, avec un fondement philosophique, qui vise à soulager les individus souffrant de difficultés psychologiques émotionnelles et comportementales. C'est une des principales formes de psychothérapie cognitivo-comportementale.

En m'inspirant des principes de cette approche, j'insiste, notamment, sur l'importance :

- de faire ses propres choix ;
- de faire de son mieux et de devenir de plus en plus compétente ;
- d'accepter ses erreurs et d'être capable de les transformer en leçons ;
- d'accepter que les choses ne se passent pas toujours comme elle le souhaite ;
- d'avoir des pensées positives et d'être de plus en plus responsable de ses émotions ;
- d'être capable de se libérer des peurs relatives aux dangers futurs imaginés ;
- de faire face aux difficultés et aux responsabilités ;
- de se libérer de l'impact des évènements désagréables du passé ;
- d'être absorbée par les choses extérieures plutôt que de se focaliser sur elle-même.

Quelques mois plus tard, je reçois une carte de Birmanie qui, pour moi, met un terme à la thérapie.

Les thérapies comportementales et cognitives de la troisième vague

Avant de rencontrer Louise, ma vision des thérapies comportementales et cognitives était assez étriquée. Je croyais que ces techniques consistaient à modifier un comportement acquis, en « cassant » le lien entre le stimulus et sa réponse automatique. Pourtant, au cours de mes recherches, j'ai découvert ou redécouvert que les TCC de la troisième vague allaient bien au-delà de la simple modification du comportement, mais faisaient vraiment la part belle aux émotions et à la mindfullness.

D'après le docteur Marion Trousselard, chercheur en neurophysiologie du stress, même si c'est la tradition bouddhiste qui a permis de développer le courant de la méditation, il s'agit d'une pratique qui a été explorée dans toutes les grandes traditions religieuses et dans de nombreux courants philosophiques. La mindfullness désigne avant tout notre capacité naturelle à porter notre attention sur un aspect de notre vécu intérieur ou extérieur. Donc, ne comportant aucune connotation religieuse ou philosophique, elle peut être présentée aux patients pour qui elle constitue un outil tout aussi indispensable que l'autohypnose ou la Thérapie du Champ Mental. La thérapie cognitive et comportementale est également une thérapie intégrative qui permet de suivre le sujet dans sa démarche active de mieux-être.

Conclusion

La séance d'hypno-analyse a mis en évidence une expérience traumatisante qui a été le déclencheur de la phobie de Louise. Cependant, les trois aspects « signalés » par l'inconscient étaient présents dans la mise en place de la phobie : le stress, le conflit intérieur et la suggestion d'une personne d'autorité. Peut-être que, si un seul élément avait été absent, la phobie ne se serait pas développée ou peut-être qu'un autre trouble aurait pu voir le jour.

Ce qui est passionnant également, c'est que ces différentes approches thérapeutiques sont intégratives, ce qui apporte une vraie richesse pour le patient, mais également pour le thérapeute.

En ce qui me concerne, la vraie découverte est la part des rêves qui peuvent avoir un autre sens que la signification symbolique de l'approche freudienne. Cela m'a ouvert d'autres horizons et m'incite à m'intéresser aux rêves lucides qui peuvent avoir un réel intérêt thérapeutique.

Références :

1. JANKELEVITCH V., *Henri Bergson*. Paris : PUF, 1975, p. 99.
2. American Psychiatric Association,A.P.A., *Mini DSM-5®. Critères Diagnostiques*. Traduction française Crocq MA., Guelfi JD. Paris : Elsevier-Masson, 2016, p. 106-107.
3. MEHRAN F., « Intégration des rêves dans la thérapie cognitive émotionnelle » in COTTREAUX J., (coordonnateur), *Thérapie Cognitive et Émotions - La troisième vague*. Chapitre 3. Paris : Masson, 2007, p. 49.
4. MEHRAN F., ouvrage cité, p. 54.
5. MEHRAN F., ouvrage cité, p. 55.

Bibliographie :

LADOUCEUR R., MARCHAND A., BOISVERT J.-M., *Les troubles anxieux : Approche cognitive et comportementale*. Paris : Masson, 2002.

MONESTES J.-L., VILLATTE M., *La thérapie d'acceptation et d'engagement, ACT*. Paris : Elsevier Masson, 2011.

VÉRA L., MIRABEL-SARRON C., *Psychothérapie des phobies – Approche comportementale et cognitive*. Paris : Dunod, 2002.

Trousselard M., Steiler D., Claveriea D., F. Canini F., « de la Mindfullness à l'épreuve des données actuelles de la littérature : questions en suspens » in *Encéphale* (2014), http://dx.doi.org/10.1016/j.encep.2014.08.006

AQUAPHOBIE OU PEUR DE L'EAU

Andrée Cécile DUMONT

L'eau, un des éléments clés de l'univers, occupe une place majeure dans notre vie. Même si elle est indispensable, thérapeutique et préventive, l'homme peut cependant développer à son égard une peur irraisonnée, excessive et chronique que l'on appelle l'aquaphobie, du latin « aqua » (eau) et du grec « phobos » (peur).

De la peur à la phobie

La peur, émotion indispensable à notre survie, nous informe des dangers et éveille notre attention pour nous permettre de trouver rapidement la réponse appropriée à une menace. Face à un danger, elle déclenche notre « système d'alarme sécuritaire » par des mécanismes neurophysiologiques et psychologiques sophistiqués. L'imagination de dangers potentiels provoque l'anxiété, des pensées irrationnelles ainsi que diverses émotions et sensations physiques, auxquelles nous réagissons par des mécanismes protecteurs qui sont la lutte, la fuite ou le figement. La peur favorise également l'habituation aux situations nouvelles et renvoie à la valeur inestimable de la vie, donc à la peur de la mort.

Ce système d'alarme se transforme en phobie quand la peur est excessive et disproportionnée face à une situation ne présentant pas de caractère dangereux évident. L'organisme perd sa capacité d'action et d'adaptation. Et s'installent alors la souffrance et l'anxiété, en lien conscient ou inconscient avec la mort.

L'aquaphobie concerne 10 à 20 % de la population, ce qui fait qu'un Français sur cinq est peu à l'aise dans l'eau. Et elle touche 65 % de femmes et 35 % d'hommes.

Étiologie

Les origines multifactorielles de l'aquaphobie sont classées en cinq catégories :

- les facteurs environnementaux ;
- les facteurs familiaux ;
- les traumatismes de la vie intra-utérine et de la naissance ;
- le vécu d'un traumatisme aquatique brutal ;
- les séquelles d'apprentissage de la natation.

L'aquaphobie peut être le miroir d'autres phobies.

Comment se manifeste l'aquaphobie ?

Voir, toucher, penser à l'eau, l'idée de devoir nager, l'immersion réelle et, même, le simple fait d'être éclaboussé constituent des facteurs déclenchant l'anxiété. Dans les formes sévères, prendre une douche ou le contact d'un filet d'eau sur le visage est anxiogène, voire impossible. Dans les cas extrêmes, la pluie est une source de sentiment d'insécurité.

Chez l'aquaphobe, l'anxiété peut provoquer des comportements physiques inadaptés, comme la perte du sens de l'équilibre, qui s'accompagnent de réactions physiologiques telles que la tachycardie, une oppression thoracique, la gorge et l'estomac noués, des tensions musculaires, une grande faiblesse, un refroidissement corporel, des vertiges, voire une perte de connaissance.

Les manifestations psychologiques s'appuient sur les distorsions cognitives. Ce concept a été introduit par Aaron T. Beck et complété par David D. Burns qui a popularisé la thérapie cognitive. Les distorsions cognitives se révèlent dans les pensées automatiques, issues d'erreurs d'interprétation du traitement de l'information. Et elles précèdent la peur.

D'après le modèle de David Burns, les dix distorsions cognitives, en lien avec l'aquaphobie, sont :

- l'abstraction sélective qui consiste à se concentrer exclusivement sur un détail négatif. Ainsi, lors d'un cours de natation, le maître-nageur encourage l'enfant, alors que le parent le critique en lui signalant qu'il n'allonge pas assez ses bras. L'enfant n'entend pas l'encouragement et se cristallise sur la critique parentale ;
- l'inférence arbitraire qui peut se manifester sous deux formes :
  . la lecture de la pensée des autres, supposée négative : « Si j'essaie de plonger, les autres vont se moquer de moi » et
  . l'erreur de la voyante qui consiste à anticiper négativement les évènements futurs comme par exemple : « C'est la première fois que je vais à la piscine ; je vais couler ! » ;
- la surgénéralisation qui, à partir de faits isolés, revient à généraliser en ajoutant : « Toujours, jamais...» comme : « Je ne saurai jamais nager » ;
- l'étiquetage où le sujet se colle une étiquette négative au lieu de décrire l'erreur : « Je suis complètement nul dans l'eau ! » ;
- la maximalisation et la minimisation : c'est exagérer les peurs, les erreurs et les évènements négatifs et minimiser ses qualités, ses forces et ses réussites. Ainsi,

au premier cours de natation, l'enfant réussit à nager avec une ceinture de nage. Mais au second cours, il dit : « Je n'y vais pas, car tous les enfants vont me voir avec une ceinture pour nager et ça va être affreux ! » ;
- la pensée dichotomique qui fait que la personne conçoit les choses en tout ou rien. Ainsi, le sujet, qui sait nager la brasse sans mettre la tête dans l'eau, déclare : « Je ne sais pas nager » ;
- la personnalisation : sans raison valable, le sujet se considère comme responsable des évènements désagréables. Les cours de natation étant uniquement mensuels, le sujet progresse à ce rythme ; il pense alors : « C'est de ma faute si je ne sais pas encore nager » ;
- les phrases commençant par « devoir » et par « falloir » : « Demain, je dois marcher dans le petit bassin ». Se motiver ainsi est une manière inappropriée qui provoque des émotions négatives telles que la culpabilité, la honte, la colère et la frustration ;
- les raisonnements émotionnels : c'est arriver à une conclusion en se fondant uniquement sur une émotion comme : « J'ai peur dans l'eau ; donc, l'eau est dangereuse » ;
- la disqualification du positif : c'est rejeter les expériences positives en insistant sur le fait qu'elles ne comptent pas ! Au compliment : « Super, tu as bien réussi l'exercice dans l'eau, aujourd'hui », le sujet répond : « Bof ! Même un bébé l'aurait fait ! ».

Ces pensées irrationnelles provoquent de la confusion ainsi que de la désorientation et entraînent une escalade du scénario catastrophe jusqu'à imaginer l'asphyxie et, même, la mort. Envahi par un sentiment d'abandon, l'aquaphobe n'a plus conscience de ses ressources pour faire face à sa phobie. Il renforce et justifie la peur jusqu'à rechercher l'approbation extérieure, car : « C'est ridicule de ne pas savoir nager à mon âge, n'est-ce pas ? ».

Comment réagit l'aquaphobe ?

Il adopte deux postures : l'hypervigilance et, le plus souvent, l'évitement. Si ce dernier est impossible, une panique paralysante peut survenir. L'évitement, source d'exclusion, alimente la phobie. La souffrance ainsi que le manque d'estime et de confiance en soi se renforcent : le processus d'habituation est alors impossible.

Comment traiter l'aquaphobie ?

D'après Françoise Simpere, pour qui « Vaincre la peur de l'eau, ce n'est pas vaincre l'eau, c'est vaincre la peur » (1), il y a trois règles indispensables à respecter :

- ne jamais forcer une personne ;
- ne jamais se forcer soi-même ;
- vaincre la peur de l'eau avant d'apprendre à nager.

C'est un véritable travail sur soi nécessitant de la motivation, de la volonté et du courage dont l'objectif est d'établir une relation de confiance et d'amour entre le sujet et l'eau.

Toute thérapie nécessite une anamnèse détaillée abordant :

- l'histoire de la personne et l'objectif thérapeutique à atteindre ;
- l'origine et les facteurs favorisants ;
- les manifestations psychologiques et corporelles de la phobie ;
- l'attitude du patient et les conséquences dans sa vie ;
- les antécédents familiaux et l'attitude de l'entourage.

Les thérapies comportementales et cognitives (TCC) constituent un axe thérapeutique majeur. Elles consistent à repérer les pensées erronées et à les remplacer par des cognitions positives. Ainsi, il est possible de modifier les comportements inadaptés liés à ces croyances négatives. Cette approche thérapeutique favorise un nouvel apprentissage de la relation à l'eau et le renforcement de comportements adéquats.

D'autres approches thérapeutiques peuvent également être utilisées pour le traitement de l'aquaphobie, notamment :

- la PNL (programmation neuro-linguistique) ;
- les techniques de la psychologie énergétique telles que l'EFT (Emotional Freedom Techniques) et la Thérapie du Champ Mental (TCM) ;
- le Neurofeedback EEGq / le Biofeedback ;
- la sophrologie et l'hypnose.

Pour cette phobie, l'Hypnothérapie intégrative® représente un traitement de choix pour obtenir un résultat rapide et durable, en toute sécurité.

Après l'anamnèse, les premières séances d'hypnose sont consacrées au renforcement du moi. La psychologie énergétique, l'autohypnose et les autres techniques de gestion émotionnelle contribuent à l'autonomisation du patient et favorisent le calme ainsi que l'ancrage de pensées rationnelles.

Après cette étape de stabilisation, sont traités les évènements désagréables du passé - le plus ancien, le plus grave et le plus récent - en lien avec la phobie. D'autres circonstances similaires peuvent également nécessiter d'être réglées. Si une sensation désagréable se manifeste, elle sera évacuée par les stimulations alternatives hypnotiques®.

Après le traitement des évènements du passé, la visualisation du futur, dans des situations identiques, peut provoquer une gêne physique et émotionnelle. Elle sera également traitée de la même manière.

Quand le sujet est capable de visualiser la situation future en lien avec la phobie sans la gêne physique et émotionnelle, il va y être confronté dans la vie réelle pour se convaincre qu'il est guéri.

En complément de l'Hypnothérapie intégrative®, il peut suivre des stages pour vaincre la peur dans l'eau et pour intégrer, en situation réelle, son nouveau système de croyances comme ceux proposés, notamment, par :

- « Le Pied dans l'eau » à Paris et dans le sud de la France, dirigé par Véronique Dufresnes et Jean-Pierre Boumati ;
- « Archimède » à Paris ;
- « À corps et accord » : à Villeurbanne.

Pour illustrer cette démarche, je vous présente le cas de Val.

Val

Val, cinquante-et-un ans, vit en couple, sans activité professionnelle. Rayonnante, volontaire et décidée, elle s'assied et expose sa demande : « À la piscine, je voudrais avoir confiance en moi et nager sans accessoire et sans ligne d'eau ; être autonome ».

Durant l'anamnèse, Val évoque un traumatisme de l'enfance : lors d'un cours de natation, un maître-nageur l'a jetée dans le grand bassin. À partir de ce moment, un certificat médical de contre-indication l'a accompagnée durant toute sa scolarité. L'évitement installé a insidieusement renforcé le problème et les manifestations respiratoires réactionnelles. Il y a trois ans, Val a décidé d'apprendre à nager. Aujourd'hui, son manque de confiance en soi se manifeste par le besoin d'accessoires et par la présence sécurisante du maître-nageur. Quand elle se rend à la piscine, la phobie s'exprime par des troubles émotionnels et cette pensée anxiogène : « Est-ce que je vais être tranquille pour nager ? ». Les autres nageurs dans le bassin constituent un facteur aggravant…

Les antécédents médicaux indiquent une arythmie traitée depuis douze ans, une phobie des araignées et un herpès qui a nécessité un traitement de longue durée ; aucun antécédent familial spécifique n'est signalé.

Son père, âgé de quatre-vingt-huit ans, a beaucoup travaillé et a été très distant avec sa famille, ne prêtant attention ni à ses enfants ni à l'aquaphobie de Val. À ce souvenir, elle ressent de la colère qui se manifeste par une oppression thoracique.

Quant à sa mère, qui a quatre-vingt-trois ans, Val la décrit comme une personne gentille, soumise et qui s'est toujours occupée de sa famille, mais sans jamais montrer des signes d'affection. Mais Val considère qu'elle doit en prendre soin. En parlant de sa mère, elle ressent la même oppression thoracique qui trahit sa frustration. Val a une fille de vingt-six ans avec qui elle entretient des relations de complicité et d'amour. Ses loisirs se partagent entre la peinture, la lecture, le sport et le magnétisme.

Son niveau d'anxiété généralisée est bas. Elle n'est pas déprimée. Cependant, elle souffre d'un sentiment d'échec par rapport à sa vie passée.

De plus, le questionnaire des schémas de Young et Klosko fait apparaître les problèmes suivants :

- le schéma « Carence Affective » (score : 24) se manifeste par une difficulté à laisser une personne la guider ;
- le schéma « Exclusion » (20) la pousse à éviter les relations sociales ;
- le schéma « Vulnérabilité » (34) confirme l'impression de « danger » ;
- le schéma « Imperfection » (19) cause une grande peur que l'on vienne à découvrir ses défauts ;
- les schémas « Échec » (43), « Assujettissement » (34) et « Exigences élevées » (28) révèlent une insatisfaction globale de ce qu'elle entreprend.

Consciente du travail thérapeutique à effectuer pour libérer Val de ses schémas, je me contente d'abord de répondre à sa demande initiale. Et je termine la séance par un renforcement du moi, en hypnose, en formulant des suggestions hypnotiques pour augmenter sa confiance en soi.

Au deuxième rendez-vous, Val me dit que sa peur s'est légèrement atténuée. Je lui apprends l'autohypnose et la respiration carrée - inspiration, apnée, expiration et apnée, les quatre étapes ayant la même durée - qui l'aideront à gérer elle-même les émotions désagréables, à titre préventif et curatif, en séance de natation.

À la troisième rencontre, Val se sent de plus en plus assurée. La pratique de la Thérapie du Champ Mental complète l'objectif d'autonomisation de la gestion émotionnelle.

À la quatrième séance, sous hypnose, débute la désensibilisation du souvenir le plus ancien où le maître-nageur l'a poussée à l'eau, dans le grand bassin. Une peur évaluée à 8, sur une échelle de 0 à 10, se manifeste par une sensation d'étouffement ; la colère et un sentiment d'impuissance, notés 9, provoquent un blocage à la gorge. De plus, depuis cet évènement, la croyance négative : « Je suis en danger » reste ancrée en elle. Après la désensibilisation par les stimulations alternatives hypnotiques®, j'installe la croyance positive : « C'est le passé. Je suis en sécurité maintenant ». La séance se termine par la visualisation d'un lieu sûr pour renforcer les émotions agréables associées à cet endroit.

Le rendez-vous suivant est consacré à la désensibilisation du souvenir désagréable de l'évènement le plus grave qui s'est déroulé quand elle avait vingt ans. Alors que Val se trouvait sur le rivage, un rouleau l'a déstabilisée et l'a emportée. La peur ressentie, évaluée à 8, est associée à la croyance négative : « Je ne peux pas réussir ». Après la désensibilisation, j'installe la croyance positive : « Je peux réussir » qui est renforcée par l'évocation d'une image de réussite vécue l'année précédente. Val se sent plus forte.

La sixième séance ne se déroule que deux mois plus tard, en raison du décès de son père. Sa mère est souffrante. Je constate que le travail inconscient a œuvré. Désormais, Val se rend à la piscine avec plaisir, même si l'éloignement de la ligne d'eau et la présence trop proche de nageurs restent problématiques.

Val est préoccupée par l'état de santé de sa mère et par les trous de mémoire de son père lorsqu'elle était à son chevet, lors de ses dernières visites. Ses manifestations émotionnelles sont telles que je recours à la technique du pont d'affect. Cette technique d'hypno-analyse connecte la patiente à un évènement de l'enfance en lien avec l'absence du père. Après la désensibilisation, Val choisit une croyance positive majeure : « Je peux avoir de l'amour ». Je termine la séance par une hypno-méditation de pleine conscience suivie de suggestions hypnotiques pour renforcer l'amour de soi et la confiance en soi. La visualisation associée est magnifique : elle se voit au bord de la mer, souriante !

À la septième séance, la patiente me confie qu'elle se sent plus sereine pour accompagner sa mère souffrante. Nous abordons le traitement du souvenir désagréable le plus récent où Val nage dans la piscine, éloignée de la ligne d'eau, et où des nageurs la croisent trop près. Comme un poids sur la poitrine, la peur, évaluée à 5, est associée à la pensée irrationnelle : « Je vais échouer ». Après la désensibilisation, elle souhaite ancrer la croyance positive : « Je suis capable de réussir ».

À l'avant-dernière rencontre, j'accueille une patiente ravie de se rendre à la piscine. Désormais, elle nage à distance de la ligne d'eau et gère avec confiance et fierté les quelques appréhensions qu'elle peut ressentir. Après l'induction hypnotique, je lui propose la visualisation d'une image future : elle est sur une plage où elle aime se rendre et où la mer est calme. Tout va bien. Dès qu'elle s'imagine avancer sur le rivage, une peur intense se manifeste par la sensation d'avoir une barre dans le ventre. La technique du pont d'affect révèle une situation traumatique vécue à quinze ans. En observant l'eau, elle progresse doucement dans la mer, jusqu'à mi-cuisse ; elle a très envie de continuer à avancer, mais n'y arrive pas, paralysée, parce que : « La mer est comme un mur infranchissable ». L'évènement est traité. Après la désensibilisation, la croyance positive : « Je suis capable de répondre à mes envies » est installée. Du travail de cette séance, elle retient la croyance positive : « J'ai confiance en moi ». Je renforce cette affirmation en lui demandant de s'imaginer en train de nager avec confiance et avec calme.

Au neuvième et dernier rendez-vous, Val me rapporte qu'à présent, elle aime aller à la piscine et qu'elle nage en se sentant à l'aise et tranquille en mettant la tête sous l'eau ! Je termine la séance par un reparentage pour renforcer l'enfant intérieur.

Lors du bilan, la patiente mentionne un mieux-être général dans sa vie quotidienne. Elle est plus calme et heureuse d'avoir réalisé son rêve. Ce travail thérapeutique a aussi permis de faire émerger et de traiter des évènements traumatiques refoulés.

Le nouveau système de croyances de Val se révèle dans la cotation des schémas « Carence Affective », « Exclusion », « Imperfection » et « Exigences élevées » qui ne la concernent plus. Les schémas « Échec » et « Assujettissement » sont en train d'évoluer positivement. Val est satisfaite de la thérapie qui a répondu à sa demande initiale et qui lui a permis d'acquérir des techniques pour gérer efficacement et définitivement ses émotions, de façon autonome.

Références :

1. SIMPERE F., *Vaincre la peur de l'eau – Aide psychologique et bases techniques pour réussir.* Alleur : Editions Marabout, 1998, page 47.

Bibliographie :

PALAZZOLO J., *La gestion du stress et de l'aquaphobie par les TCC – L'apport de la plongée sous-marine.* Paris : Mon Petit Editeur, 2010.

SIMPERE F., *Bien dans l'eau Bien dans sa peau – Techniques et conseils pour vaincre sa peur de l'eau.* Paris : Flammarion, 2004.

YOUNG J.E., KLOSKO J.S., *Reinventing Your Life.* New York: Dutton, 1993. Tr. fr. *Je réinvente ma vie.* Montréal : Éditions de l'Homme, 1995

ZOUAZ T., *Aquaphobie heureuse (A^h) – Retrouvez le bonheur d'être dans l'eau.* Ile-de-France : Editions Thierry Zouaz, 2017.

ZUMBRUNNEN R., FOUACE J., *Comment vaincre la peur de l'eau et apprendre à nager.* Montréal : Les Editions de l'Homme, 1999.

AMAXOPHOBIE OU PEUR DE CONDUIRE OU D'ÊTRE PASSAGER DANS UN VÉHICULE

Christine CLAR GLEN

Le terme amaxophobie vient du grec ancien ἄμαξα, ámaxa (chariot), et φοβία, phobía (peur).

Une phobie est une peur démesurée et irrationnelle d'un objet ou d'une situation précise. C'est une peur panique et une peur de paniquer.

La panique est due à une manière erronée de sentir, de penser et d'agir. Dans son livre : *Pas de panique au volant !* (1), le docteur Zumbrunnen décrit la panique comme un cyclone dont les ingrédients sont les sensations physiques traduisant une mobilisation effrénée et désordonnée du corps, les pensées tournant au scénario catastrophe et des actions inadéquates et inefficaces aboutissant à la paralysie ou à une forte agitation. Tout cela entre en résonnance, fusionne, empêche tout manque de recul et alimente une spirale infernale.

Comme pour toute phobie, si le malaise n'est pas traité rapidement, s'installe alors le phénomène d'évitement qui conduit jusqu'à l'abandon complet de la conduite. C'est un piège. On croit avoir résolu le problème, mais on ne fait qu'alimenter et légitimer la peur. D'ailleurs, « la crainte du danger est mille fois plus terrifiante que le danger présent », comme le signale Daniel Defoe, dans *Robinson Crusoé* (2).

Contrairement à d'autres phobies, la peur de la conduite automobile a une composante aggravante « externe » de taille : un engin motorisé à maîtriser ! Il s'agit d'un contexte bien particulier où l'attention et la concentration sont nécessaires en permanence pour garantir la sécurité. Cette exigence représente une pression qui, ajoutée à la peur de perdre les pédales, de perdre le contrôle de soi et du véhicule, peut entraîner un comportement et des réactions aux conséquences dramatiques. L'amaxophobie est très handicapante dans la vie sociale, familiale ou professionnelle. Elle est très limitante et peut entraîner un repli sur soi.

Les amaxophobes sont-ils nombreux ? Existe-t-il un profil type ?

Il est difficile de connaître l'étendue de cette phobie dans la population, mais nous savons que :

- les agoraphobes, qui représentent 3 % de la population, ont souvent peur de conduire dans des endroits pleins de monde et dans des lieux inconnus ou isolés ;
- la moitié des victimes d'accident de la route et même des gens ayant assisté à un accident de la route ont peur de conduire dans les mois ou dans les années qui suivent l'évènement. Il s'agit d'un stress post-traumatique ;
- de nombreuses personnes, qui ont peur du vide, ne peuvent pas emprunter de ponts, de tunnels ou de routes de montagne ;
- les claustrophobes peuvent ressentir un enfermement dans l'habitacle, lors d'embouteillages ou dans des rues étroites ;
- l'amaxophobie englobe également des personnes paniquant en étant de simples passagers du véhicule et ;
- plus généralement, les personnes manquant de confiance, anxieuses, pessimistes, déprimées, âgées, handicapées ou malades qui peuvent ne plus se sentir à l'aise au volant d'une voiture.

Il est donc difficile de connaître l'étendue de cette phobie, car il n'y a pas d'enquête rigoureuse sur la question et beaucoup de personnes n'en parlent pas par gêne ou, même, par honte, comme le remarque Pelissolo (3).

Parmi mes patients phobiques, les amaxophobes sont les plus nombreux. Peut-être parce qu'il est possible de vivre avec certaines phobies, mais dans notre monde actuel, la voiture est omniprésente et, souvent, non substituable pour emmener ses enfants à l'école, aller faire des courses, se rendre à un rendez-vous, se déplacer à un entretien d'embauche, trouver un travail ou simplement aller travailler. C'est un problème qui impacte toute la vie.

Maintenant, je vais vous présenter deux cas d'amaxophobie avec les réponses et les traitements mis en place. Aujourd'hui, ces deux personnes conduisent sans grand plaisir, mais sans peur !

Cas n°1

Sophie, trente-neuf ans, mariée avec trois enfants âgés de trois, cinq et neuf ans, travaille comme technicienne dans l'industrie. Mais depuis plus d'un an, elle est en arrêt de travail à cause d'un burn-out. Elle ne conduit plus du tout depuis un an. Les scores au questionnaire de dépression de Beck (25) et à celui du trouble de l'anxiété généralisée (15/18) indiquent une dépression élevée et un niveau très important d'anxiété. Et selon le questionnaire de Young et Klosko (4), les schémas problématiques sont « Exclusion » (32), « Vulnérabilité » (39), « Échec » (42), « Assujettissement » (30), « Exigences élevées » (28)

Sophie consulte pour soigner son burn-out. Elle est tellement affaiblie et a perdu confiance en tant de choses comme, par exemple, son rôle de mère qui la dépasse et les détails du quotidien qui l'écrasent, que, lors de l'anamnèse, elle ne mentionne pas vraiment sa peur de la conduite automobile. Parmi les choses qu'elle pourra refaire une fois guérie, elle parle de sortir seule à pied de chez elle et d'apprécier la marche !

Lors de la deuxième séance, Sophie regarde nerveusement l'heure à sa montre et m'explique que ses parents l'attendent dans la voiture. Ils habitent à quarante-cinq minutes de chez elle, passent la prendre et font encore vingt minutes de route pour la conduire aux séances. Puis ils attendent une heure et refont tout en chemin inverse. Ils lui font les courses et, quand ils le peuvent, conduisent leurs petits-enfants à divers rendez-vous. Cette année, Sophie n'a réinscrit aucun de ses enfants à des activités nécessitant du voiturage.

Ses dernières expériences en voiture remontent juste après son burn-out. À plusieurs reprises, au volant de sa voiture, elle s'est sentie mal : des palpitations, les mains moites, un mal de tête et une respiration difficile. Ces sensations ont généré la pensée qu'elle allait foncer sur les autres véhicules et qu'elle luttait avec le volant, mais que ses bras n'obéissaient plus. Puis elle a entrevu l'accident qui n'a pas eu lieu. Le déclencheur a été un pont sous lequel elle devait passer dès qu'elle quittait sa rue ; un pont sous lequel elle était passée des milliers de fois sans problème. Avant son burn-out, Sophie se décrit comme une battante, toujours en mouvement, joyeuse et, plutôt, sûre d'elle-même.

Après lui avoir enseigné l'EFT, les corrections énergétiques et la cohérence cardiaque, nous entamons le travail qui va lui permettre de reprendre le volant sereinement. Trois séances sont consacrées à rechercher les causes du problème. En partant de la peur qu'elle ressent (10/10) en passant sous le pont, en hypnose, j'effectue un pont d'affect pour remonter à l'origine du problème. Sophie se retrouve dans un centre commercial, avec sa mère, sur un escalator qui se bloque. Elle a moins de dix ans. Elle hurle de peur et elle lit aussi la peur sur le visage de sa mère. Je désensibilise la peur qui descend à 0, puis j'installe une croyance positive : « C'est fini, j'ai survécu... ». Ensuite, une autre image la paralyse de peur... Elle est collégienne. En cours de gymnastique, sur les barres asymétriques, elle est tétanisée par le vide. Ses bras la lâchent. Elle tombe sans se faire vraiment mal, mais refuse catégoriquement de remonter sur l'agrès. Cette panique, évaluée à 10/10, est entièrement désensibilisée, la croyance positive retenue est : « Je fais ce que je peux ». Et quelques autres peurs encore… Lorsque nous revenons au présent, à l'image d'elle-même prenant le volant, elle se sent anesthésiée. Elle ne sait pas si elle en est capable, mais ne ressent pas de sensations physiques désagréables ni de peur, juste un léger malaise confus qu'elle évalue à 3/10. Il est temps d'envisager de s'exposer à nouveau au problème, dans la réalité. Ensemble, nous listons les situations problématiques : les ponts, les tunnels, les autoroutes, les embouteillages, la conduite de nuit et/ou sous la pluie, les routes inconnues, la vitesse... Et nous les classons des moins pénibles au plus insurmontables. Ainsi, passer sous un pont, du moins sous « son pont », lui semble possible... Par contre, rouler sur l'autoroute et de nuit apparaît impossible. Nous décidons donc, ensemble, que d'ici la prochaine séance, accompagnée de son mari, elle tentera de conduire autour du pâté de maisons de son domicile, en passant sous le fameux pont et de renouveler l'expérience. Je lui enseigne la technique de relaxation préconisée par Edmund Jacobson (5) qui consiste à contracter et à relâcher les muscles pour ressentir la détente afin de prévenir ou d'enrayer toute raideur ou, à l'opposé, tout état cotonneux des muscles. L'exercice est à pratiquer avec la main sur le volant ou sur le pommeau du levier de vitesse.

Au rendez-vous suivant, elle me dit que cela a été trop difficile avec son mari, dont elle craint le jugement. Elle a demandé l'aide d'une amie avec qui tout s'est bien passé. Elle ressort renforcée par ses tentatives, mais aussi découragée de se dire qu'il faut tout réapprendre et repartir de zéro. Le processus lui semble interminable. Pour l'instant, il est hors de question d'avoir les enfants dans la voiture ou d'aller faire les courses...

En état d'hypnose, elle visualise un petit trajet « utile » : son chemin pour aller au supermarché. Elle est nerveuse... Les sensations désagréables et les croyances négatives réapparaissent. Je procède à la désensibilisation par les stimulations alternatives hypnotiques® et elle finit par dire : « Ce n'est vraiment pas sorcier. Demain, c'est sûr, je fais mes courses ». Le lendemain, très fière d'elle, elle annonce à son mari et à ses enfants qu'elle a fait « les courses en voiture, toute seule » et, en retour, elle n'obtient qu'un : « Il était temps ! ».

À la consultation suivante, nous renforçons ce succès et passons à l'étape suivante qui est de venir seule aux séances de thérapie. L'élément supplémentaire qui la stresse est de devoir être ponctuelle. En utilisant les mêmes méthodes de visualisation et de désensibilisation ainsi que les techniques de respiration, elle parvient à s'en sentir capable (elle est à 6 sur une échelle de 1 à 7). Et au fur et à mesure des séances, nous augmentons ainsi les paliers de difficultés. Huit consultations sont nécessaires. Le grand test final est réussi : Sophie a pu conduire pendant deux cents kilomètres sur l'autoroute avec ses enfants dans la voiture.

Cette expérience de « ré-apprivoisement » et de patience lui a donné confiance dans la suite de sa thérapie. Il est essentiel d'être patient, chaque chose en son temps, et de procéder par paliers. Avant, pendant ou après la conduite, Sophie utilise les techniques de respiration pour se détendre et recourt à la technique de Jacobson pour son tonus musculaire.

Cas n°2 :

Elisa a vingt-huit ans et vit avec son compagnon. Elle a obtenu son permis de conduire à l'étranger, mais n'a presque jamais conduit depuis son arrivée en France, il y a cinq ans. Elle s'arrange pour tout faire à pied ou en bus... et triple les temps de déplacement, car elle habite dans une zone rurale très mal desservie par les transports en commun. Elisa se crispe en voiture, même comme passagère. Elle a peur des collisions avec les autres véhicules, des entrées sur l'autoroute et elle panique quand la voiture est « coincée » dans un embouteillage, car elle « ne voit pas d'issue ». Sa plus grande hantise est le périphérique parisien. Par chance, elle peut se rendre au travail à vélo et sans peur.

Nous travaillons sur le mot « collision ». Elle voit les automobiles foncer délibérément sur la voiture dans laquelle elle se trouve. Elle ferme les yeux. Puis en les rouvrant, elle est convaincue d'avoir échappé au pire. L'image me fait penser à des auto-tamponneuses s'entrechoquant sur une piste de fête foraine. Elle me dit que c'est exactement cela. Pour ébranler ces pensées et ces images anxiogènes, je me sers du questionnement socratique en revenant sur le mot « délibérément ». Je lui demande : « Quels sont les arguments qui montrent que c'est délibéré ? En réalité, combien de voitures avez-vous vu foncer sur une autre voiture ? Aucune. Quel intérêt auraient les autres conducteurs à abîmer leur voiture ou à prendre le risque de se blesser ? Aucun. Au volant, tous les autres automobilistes sont aussi prudents et attentionnés que votre compagnon. Peut-être que certains d'entre eux ont également une certaine crainte de conduire. La route est un espace où chacun doit faire attention à soi et aux autres ». Elle commence à réaliser qu'il est dans l'intérêt de tous d'être prudent et que l'ennemi est bien plus à l'intérieur qu'à l'extérieur. Ainsi, toutes les suppositions irrationnelles sont réfutées et les pensées alternatives l'apaisent.

Lorsque nous abordons les embouteillages, son malaise est léger, mais bien visible. En état d'hypnose, j'utilise le pont d'affect et elle ressent le même malaise que celui qu'elle a connu, la première fois, il y a dix ans. En compagnie de sa mère, elle se trouvait dans sa voiture, prise dans un embouteillage. La tension était au maximum, car sa mère ne parlait pas. À cette époque, Elisa souffrait d'une dépression sévère et attendait de l'aide de sa mère, des mots de soutien, mais « rien ne venait ». L'heure passée dans ce « bouchon », dans ce silence « rempli de cris muets », a été tellement douloureuse qu'à, ce moment-là, Elisa a décidé de quitter son pays dès qu'elle le pourrait. Après la désensibilisation de ce malaise, et de quelques autres en lien avec les embouteillages, Elisa choisit les affirmations : « J'ai des choix. Je peux agir » et aussi : « Je peux exprimer ce que je ressens ». Ces croyances sont ressenties comme vraies à 7/7.

Lors d'une séance, en état d'hypnose, Elisa visualise l'entrée de la voiture sur l'autoroute. Elle liste les dangers avec encore de nombreuses distorsions cognitives. Et ainsi, petit à petit, elle passe de : « Les voitures vont me foncer dessus » à « L'entrée se fait progressivement. Certaines voitures se dégagent même de la file pour faciliter l'entrée, d'autres ralentissent pour laisser passer ou accélèrent pour laisser de la place derrière elles. Quant à ma voiture, je peux en contrôler la vitesse pour m'insérer au mieux ».

Elle souhaite se remettre à conduire et son compagnon est prêt à l'aider. Nous établissons alors un programme de progression, une liste d'exercices de relaxation et la mise en place systématique de pensées alternatives la libérant des distorsions cognitives. Encouragée par son compagnon, elle parvient à conduire sur de petits trajets. Puis elle y arrive seule.

« La boule au ventre », elle revient me voir en m'annonçant qu'elle doit se rendre seule dans le nord de Paris et donc emprunter le périphérique, la semaine suivante. En état d'hypnose, j'ai recours à une visualisation très détaillée où je mets tous les problèmes mentionnés depuis le début de la thérapie. J'essaie de la surprendre avec des aléas comme la pluie, un chauffard qui la double en frôlant sa voiture, des bouchons soudains et denses lui faisant prendre du retard, et, régulièrement, elle se sent mal... La désensibilisation lui permet d'éliminer les sensations désagréables et les émotions associées et Elisa poursuit le voyage. Après plus de vingt minutes de visualisation continue, à coup de renforcement sur les progrès constatés et de désensibilisation de l'affect négatif, à sa grande surprise, son corps est détendu et elle parvient à me dire : « Il n'y a pas de raison que je n'y arrive pas. Je peux réussir ». Et elle réussit.

Quelques semaines plus tard, elle découvre, par hasard, que son permis est périmé... Elle se rend alors dans son pays pour le repasser. Elle l'obtient sans problème et revient en France. Aujourd'hui, Elisa a bien compris qu'elle doit conduire très régulièrement, ce qui permet au phénomène d'habituation d'inclure tout naturellement la conduite automobile dans sa vie.

Ce que je retiens de mon expérience

Chaque cas d'amaxophobie est unique et propre au vécu du patient. De nombreuses techniques sont utilisables et des outils simples peuvent être enseignés au patient :

- commencer par donner quelques explications sur les mécanismes de la peur et dire qu'aucun accident grave n'a jamais été causé par une crise d'angoisse qui aurait entraîné la perte de contrôle du véhicule. Les conducteurs qui perdent le contrôle du véhicule sont plutôt les téméraires dont la peur normale n'est pas assez développée et qui méconnaissent leurs limites ainsi que les personnes dont la vigilance est abaissée par la consommation d'alcool ou d'autres substances ;
- comprendre et accepter (dans un premier temps, simplement entendre) que les sensations déplaisantes ressenties sont une mobilisation d'énergie pour faire face à un défi, que le système d'alerte est utile et admettre qu'il échappe à notre volonté puisqu'il dépend de notre système nerveux autonome ;
- contrôler ce qui est contrôlable : la respiration, le tonus musculaire (la relaxation progressive de Jacobson, la technique de la cohérence cardiaque) ;
- travailler la technique de focalisation/défocalisation visuelle (regarder vers l'avant, en laissant le regard flotter vers l'infini et, de temps en temps, jeter un coup d'œil sur des éléments précis)... Tout voir, mais ne rien

regarder. On évite ainsi la peur en cessant de scruter le danger comme le signale le docteur Zumbrunnen ;

- l'habituation au scénario catastrophe ;
- la technique de la flèche descendante, c'est-à-dire pousser les scénarios jusqu'aux pires craintes, car la peur est régie par la logique du pire (pire crainte, pire conséquence de cette crainte, pire conséquence de cette conséquence... puis habituation progressive par l'imagination et la restructuration) ;
- l'énumération, puis la classification des situations les plus angoissantes pour le patient (cette liste est un outil très important qui sera utilisé comme un guide de progression, mais aussi, tout à la fin, comme un inventaire) ;
- en état d'hypnose, la technique du pont d'affect et l'atténuation de l'affect par l'EFT et les stimulations alternatives hypnotiques® ;
- la correction des distorsions cognitives et l'installation de croyances alternatives par le questionnement socratique ;
- la visualisation, véritable mise en scène, allant crescendo dans les difficultés (utiliser la liste) ;
- les TCC et la reprise du volant de manière très progressive selon une liste d'objectifs réalistes afin de redevenir maître de soi. Chaque progrès est accompagné par du renforcement du moi.

Références :

1. ZUMBRUNNEN R. (dr) , *Pas de panique au volant !* Paris : Odile Jacob, 2002.
2. DEFOE D., *Aventures de Robinson Crusoé.* Paris : H. Fournier Aîné, 1811, p. 169.
3. PELISSOLO A. (dr), *Vous êtes votre meilleur psy ! Aller mieux sans divan ni médicament.* Paris : Flammarion, 2017, chapitre 7.
4. YOUNG J.E ., KLOSKO J.S., *Reinventing Your Life.* New York: Plume, 1994. Tr. fr. *Je réinvente ma vie.* Montréal : Éditions de l'Homme, 1995.
5. JACOBSON E., *Savoir relaxer pour combattre le stress.* Montréal : Les Editions de l'Homme, 1980.

Bibliographie :

BURNS D.D.,*When Panic Attacks: The New, Drug-Free Anxiety Therapy That Can Change Your Life***.** Emmalls, PA:Harmony/Rodale, 2007.

FANNING P., *Se guérir par la visualisation***.** Paris : Marabout, 1992.

MUSOPHOBIE OU PEUR DES SOURIS ET DES RATS

Docteur Gilbert ATTAL

La peur est un dénominateur commun à tous les hommes et elle peut être normale ou phobique. La peur normale relève du registre de l'émotion et est d'intensité limitée et, souvent, contrôlable. Elle est associée à des situations objectivement dangereuses. L'évitement est modéré et le handicap léger. Elle ne cause pas d'anxiété d'anticipation. Et le fait d'être confronté de façon répétée et régulière à la peur permet de diminuer peu à peu son intensité, de la maîtriser et d'en tirer bénéfice, telle la prudence. Ces mécanismes d'auto-guérison, à savoir tirer la leçon et affronter à nouveau, sont entravés dans les peurs phobiques qui font partie des troubles anxieux. Ces dernières peuvent aller jusqu'à la panique, souvent incontrôlable. L'anxiété anticipatrice est majeure. L'existence est organisée autour de la peur qui, malgré les confrontations répétées, ne diminue pas le plus souvent. Car l'évitement et l'échappement, qui sont importants, permettent de ne pas prendre le risque de la confrontation et maintiennent, de manière intacte, la croyance que le danger est réel. Le handicap est significatif.

Dès l'Antiquité, apparurent des descriptions de phobies. Dans leurs œuvres, Hippocrate, Descartes et Pascal ont rapporté les appréhensions irrationnelles de certains de leurs contemporains. Ainsi, l'empereur romain Germanicus comme, plus tard, Napoléon 1er ou Wellington ne supportaient pas les chats. Ambroise Paré s'évanouissait à la vue des anguilles. En 1690, le philosophe anglais John Locke fut le premier à décrire le mécanisme de la formation d'une phobie.

C'est au XIXe siècle que les premières phobies sont analysées et désignées par un nom grec spécial, ce qui, dans son : *Introduction à la Psychanalyse,* amène Freud à ironiser à ce propos en écrivant que cette série de phobies présentée « sous de pimpants noms grecs (…) ressemble à l'énumération des dix plaies d'Egypte, avec cette différence que les phobies sont plus nombreuses » (1).

Le modèle parental joue un rôle important dans la transmission des peurs et des phobies. Les évènements traumatisants de la vie semblent également contribuer à leur formation. Même si le patient se souvient du traumatisme, il ne fait pas toujours le lien entre cette expérience et sa phobie.

Certaines phobies se caractérisent par la survenue de crises très intenses, appelées « attaques de panique », dont certaines peuvent être anticipées. On sait que telle ou telle situation peut les déclencher. Mais d'autres peuvent être imprévisibles dans leur déclenchement et violentes dans leur déroulement avec l'impression d'une mort imminente.

De nombreux phobiques connaissent le phénomène de « la peur de la peur ». Une peur de ressentir de l'anxiété qui est liée à une réceptivité accrue aux signes physiques liés à la peur.

Les très grandes peurs, que peuvent ressentir les phobiques, correspondent à une perturbation des circuits cérébraux de la peur normale causée par trop d'activation et pas assez de régulation. C'est également le cas pour les allergies, qui sont provoquées par un dérèglement de l'immunité, ou pour l'hypertension qui est basée sur un dysfonctionnement des mécanismes modulant la pression artérielle. Il y aurait une mémoire inconsciente de la phobie liée à une partie du cerveau nommée amygdale cérébrale. Ainsi, s'installe un déséquilibre de l'harmonie du dialogue entre l'amygdale cérébrale, véritable centre de la peur, et le cortex préfrontal qui a pour rôle de réguler nos peurs.

Il est très difficile de guérir des peurs phobiques simplement en y réfléchissant ou en les verbalisant. C'est le problème des psychothérapies seulement verbales dont l'efficacité est très limitée ou quasi nulle sur les phobies. Il est probable qu'elles n'exercent aucun impact sur l'amygdale et qu'elles ne provoquent aucune reconfiguration synaptique (neuroplasticité) entre l'amygdale cérébrale et le cortex préfrontal.

La phobie des animaux – ou zoophobie - est une phobie, dite simple, qui entraîne un handicap assez limité, car les conduites d'évitement, qui lui sont associées, restent compatibles avec une vie à peu près normale, à l'inverse des phobies sociales, très invalidantes. Elle touche environ 5,7 % de la population générale. La zoophobie ne concerne que la crainte des animaux inoffensifs. Les peurs concernant les animaux objectivement dangereux (tigre, lion, crocodile, requin…) sont considérées comme normales et utiles, dans notre culture.

La symptomatologie clinique est aussi riche que variée : palpitations, hypersudation, tremblements, secousses musculaires, souffle coupé, douleurs ou gêne gastrique, nausées, gêne abdominale, vertiges, sensations de tête vide, impressions d'évanouissement, dépersonnalisation, paresthésies, picotements, peur de mourir, frissons, bouffées de chaleur.

L'une des craintes majeures du musophobe est le contact physique avec les rongeurs. Ainsi, chaque fois que cela est possible, il évite la situation ou l'animal qui lui fait peur. La souffrance est extrême s'il doit s'y confronter et ne dispose pas d'autre choix.

Comme pour tous les autres types de phobiques, le musophobe est généralement très hypnotisable.

Le traitement de la phobie consiste à exposer graduellement, dans l'imagination, le phobique, en état d'hypnose, au stimulus phobogène. Grâce à cette visualisation, une exposition graduelle et naturelle de l'organisme aboutit à un effacement progressif et spontané de la phobie. Par la suite, dans la vie réelle, le patient devient capable d'affronter, étape par étape, la situation phobogène, se sentant à l'aise.

Chez le musophobe, comme chez tous les phobiques, c'est l'imagination qui incite à élaborer des scénarios catastrophiques. La créativité au service du contrôle nourrit les angoisses les plus marquées ainsi que les craintes les plus excessives et les plus persistantes. La déraison prend le pas sur la logique et laisse l'anticipation négative envahir le champ de la conscience.

Avec un zoophobe, la première étape consiste à installer chez lui, sous hypnose, un lieu sûr où il pourra se rendre en imagination chaque fois qu'il en sentira la nécessité. Une fois qu'il se trouve dans cet endroit, le praticien lui propose de se voir sur un écran de télévision en lui expliquant qu'il va imaginer une situation où il a ressenti la peur en présence d'un rat. Lorsqu'il éprouve une gêne ou une poussée d'anxiété, à l'aide la télécommande, il va changer de chaîne pour retourner dans son lieu sûr.

Lors de cette pause, le patient retrouve son calme associé au lieu sûr. Des exercices de respiration lente et profonde peuvent augmenter cette paix intérieure. Lorsqu'il est prêt à poursuivre, il continue à visionner le film. Le but est d'installer des ressources pour aborder l'élément phobique. Une fois que le travail sur la dissociation est fini, le thérapeute lui propose de revoir le film, mais, cette fois, non plus comme spectateur, mais comme acteur. Et il doit utiliser ses nouvelles capacités pour affronter l'élément anciennement phobogène. Et à tout moment, s'il en ressent le besoin, il peut se réfugier dans son lieu sûr.

D'autres méthodes peuvent également être utilisées. Une fois que le patient est dans son lieu sûr, le praticien peut proposer des suggestions directes pour éliminer la réaction phobique. Il peut également procéder à des recadrages pour montrer que les stimuli sont inoffensifs ou que la situation ne peut en aucun cas mener à la mort du patient. Ce dernier doit se souvenir d'un évènement où il a été confronté à sa phobie et explorer les ressentis jusqu'à ce qu'il trouve l'angoisse de la mort qui est présente dans toute phobie. Puis en répondant aux questions du praticien, il dit combien de fois, il s'est retrouvé dans cette situation et combien de fois, il en est mort. Face à la surprise et au paradoxe, il est déstabilisé dans ses certitudes phobiques et il suffit alors d'effectuer des suggestions de renforcement de cette situation d'innocuité.

Cas clinique

Gisèle, âgée de soixante-quatre ans, souffre de musophobie depuis l'âge de dix-huit ans. Fille d'agriculteurs, pendant son enfance, à de nombreuses reprises, elle a été confrontée à la présence de rongeurs de toute taille, et ce, en toute quiétude.

Son enfance et son adolescence ont été marquées par plusieurs évènements traumatisants. À sept ans, elle a été témoin de l'incendie d'une voiture et a développé, depuis, une peur panique du feu. À neuf ans, elle gardait les vaches en compagnie de sa sœur plus âgée. Un homme les a abordées. Il a sorti son doigt de sa braguette et sa sœur lui a fait croire que c'était son sexe. À dix ans, elle a subi des attouchements de la part d'un voisin. À dix-huit ans, alors qu'elle était enceinte, soumise à l'exigence d'un père intransigeant, elle a dû subir une IVG accompagnée d'une hémorragie massive lors du curetage.

Ses nuits sont souvent troublées par des rêves récurrents très perturbants : en retard, il lui est impossible de s'habiller. Elle veut aller aux toilettes dans un lieu très fréquenté, mais qui est très sale et encombré. Elle ne peut y accéder que difficilement et, lorsqu'elle y parvient, quelqu'un ouvre la porte, la regarde, déculottée, ou encore guette sous la porte. Mariée, elle a développé une relation heureuse et harmonieuse avec son mari, mais avec une sexualité de qualité médiocre.

La vue ou l'évocation d'un rat ou d'une souris déclenche chez elle une crise de panique avec des palpitations, la peur de mourir, des impressions d'évanouissement, des paresthésies, le souffle coupé et des tremblements. Au quotidien, sa vie est organisée autour de cette phobie : évitement de tout accès à un lieu où pourrait se trouver une souris. Son mari a la mission de gérer la cave et la grange. Le test de la dépression de Beck (score : 24) (2) et le questionnaire du trouble de l'anxiété généralisée (score : 11) (3) indiquent une dépression majeure et une anxiété importante. Elle présente les schémas d'assujettissement, de vulnérabilité et d'exclusion (4).

Lors de la première séance, d'un commun accord, nous décidons que le but de la thérapie serait de retrouver une liberté de circulation en ayant librement accès à la cave et à la grange, lieux qu'elle s'interdit de fréquenter en raison de l'éventuelle présence d'un de ces rongeurs. Après une induction hypnotique et l'installation d'un lieu sûr, je pratique un renforcement du moi avec la métaphore de « l'Arbre remarquable » (5) en utilisant les suggestions suivantes : « Je suis plus forte que cet arbre. Je peux penser. Je peux parler. Je peux me déplacer. Je peux être discrète. Je peux prendre des décisions. Je peux aimer et être aimée et je peux faire tellement et tellement de choses que l'arbre ne peut pas faire ».

Puis une fois installée dans son lieu sûr, je lui propose de s'imaginer être au théâtre, face à un rideau fermé, et je lui suggère que ce qu'elle va voir, après l'ouverture du rideau, aura un rapport avec son problème. La pièce de théâtre se déroule en deux actes :

au premier acte, elle me raconte : « Sur un plancher de bois blanc, en sapin, se trouve un cercueil. La mort. J'avais cinq ans. Près de notre ferme, vivait une vieille femme seule et indigente, dans une masure délabrée. Elle a été retrouvée trois jours après son décès, les oreilles rongées par des souris. J'ai peur, très peur. ». Elle chiffre cette dernière à 9, sur une échelle de valeur de 0 à 10. Après quelques séries de stimulations alternatives, la peur passe de 9 à 0 ;

au deuxième acte, elle évoque sa dernière crise de panique liée à sa phobie. Elle est chez un voisin agriculteur qui sort chercher du bois. Il aperçoit un rat dans son jardin. Il rentre chercher son fusil. Elle se met à la fenêtre, voit le rat et déclenche une crise de panique. J'effectue quelques stimulations bilatérales pour ramener le niveau de la peur de 6 à 0.

Je propose alors une visualisation positive : « Imaginez-vous descendre dans votre cave pour chercher une bouteille d'eau. Vous apercevez une souris et vous manifestez une totale indifférence à sa présence. Vous avez en vous la force de l'arbre ». Après cinq minutes de visualisation, qui n'éveille aucune gêne, je termine la séance par un renforcement du moi en utilisant les suggestions de Hartland (6).

À la deuxième séance, elle signale une amélioration. Elle peut voir des rongeurs à la télévision sans ressentir une peur excessive. Elle a pu descendre dans sa cave, accompagnée de son mari. Et elle a mis fin au rituel quotidien de vérification d'absence de rongeur dans toutes les pièces de la maison.

Après l'induction et l'installation du lieu sûr, je lui demande de s'imaginer descendre dans une cave. Elle arrive dans une pièce circulaire avec plusieurs portes fermées. Derrière certaines d'entre elles, se trouvent les souvenirs, les causes et les solutions liés à ses peurs. Successivement, elle ouvre plusieurs de ces portes et elle raconte :
« porte 1 : j'ai sept ans. Une voiture brûle devant la maison de mes parents. Ce n'est pas leur voiture, mais celle de personnes étrangères. C'est la nuit et j'ai très peur ». Je fais quelques stimulations alternatives. Le niveau de peur diminue et j'installe la croyance positive : « Je suis en sécurité » ;
« porte 2 : j'ai quatre ans. Je suis à l'école maternelle. La maîtresse m'a enfermée dans le bûcher. J'ai très peur. Je réussis à sortir et à m'échapper. Elle me rattrape, me tire par les cheveux et m'enferme de nouveau dans la réserve à bois. Une autre maîtresse me libère. J'ai mal au ventre, je vomis. J'ai peur du noir ». Après la désensibilisation, je lui demande d'ouvrir la troisième porte ;

« porte 3 : à douze ans, j'entends un bruit dans ma chambre. Quelqu'un marche sur le gravier. J'ai peur, je tremble et je transpire. En fait, c'est le réveil de ma grand-mère qui est à l'origine de ce bruit ». Après la désensibilisation, j'installe la croyance positive : « J'ai confiance en moi » ;
« porte 4 : à dix-huit ans, je suis enceinte de l'homme qui, plus tard, deviendra mon mari. Mes parents ne le connaissent pas encore. Il faut que j'informe mon père de cette grossesse. J'entre dans sa chambre. Il m'écoute et me dit seulement : « Tu ne dois pas le garder ». Ma sœur, présente, approuve mon père. Moi, je désire garder cet enfant. Mais j'ai peur d'eux. L'IVG a lieu et je ressens une énorme culpabilité. »

J'effectue un pont d'affect sur la culpabilité et sur la peur. Ainsi, Gisèle remonte à l'âge de sept ans et me raconte : « Je suis dans la grange. Dans un recoin, il y a des meubles anciens, délabrés, poussiéreux et pourris par endroits. Il y a de gros rats. J'ai très peur ». Pour la désensibilisation et pour l'installation de la croyance positive, je procède à un reparentage : « Imaginez-vous à votre âge actuel avec la petite Gisèle de sept ans, terrorisée par la présence des rats. Une fois en présence de cet enfant intérieur, parlez-lui, dites-lui qu'elle n'a rien à craindre, qu'elle est en sécurité et que vous serez toujours à ses côtés pour veiller sur elle, pour l'accompagner et pour la protéger. »

Une fois l'enfant intérieur en sécurité, je lui suggère de s'imaginer devant sa télévision éteinte et je lui dis que je vais compter de 1 à 5. À 5, l'écran de la télévision s'allume et elle revoit une séquence où sa phobie s'est exprimée. Je lui propose de se concentrer sur ces images jusqu'à ressentir l'angoisse de la mort. Je lui demande alors combien de fois elle s'est retrouvée dans cette situation d'angoisse et combien de fois elle en est morte, lui rappelant ainsi qu'elle est toujours bien vivante. Puis je poursuis par des suggestions de calme, de paix et de confiance : « Tout ce qui a eu lieu dans le passé appartient au passé et vous pouvez laisser le passé dans le passé, même si vous ne comprenez pas entièrement tout ce qui a eu lieu en réalité. La vie se déroule dans le moment présent et vous méritez de vivre votre vie avec espoir et optimisme. Vous avez eu suffisamment peur. Il est temps que cela cesse. »

À la troisième séance, elle dit aller beaucoup mieux. Elle descend seule dans sa cave en espérant, toutefois, ne pas rencontrer de rongeur. Elle n'a plus peur de les imaginer ou de les voir à la télévision.

En conclusion, en seulement quelques séances, Gisèle a pu retrouver sa liberté de circulation en tout lieu ; liberté qu'elle avait avant l'âge de dix-huit ans. Le but thérapeutique, initialement fixé avec la patiente, a été atteint.

Références :

1. FREUD S., *Introduction à la psychanalyse*. Paris : Payot, 1923, p. 484.
2. BECK A.T., WARD C.H., MENDELSON M., MOCK J., ERBAUG J.K., « An Inventory for Measuring Depression » in *Archives of General Psychiatry*, 1961, vol. 4, pages 561-571. (1985). *Anxiety disorders and phobias : A cognitive perspective.* New York : Basic Books.
3. VARMA D., Questionnaire de TAG (Troubles Anxieux Généralisé) élaboré à partir du *DSM-III-R.*
4. YOUNG J.E ., KLOSKO J.S., *Reinventing Your Life*. New York: Plume, 1994. Tr. fr. *Je réinvente ma vie.* Montréal : Éditions de l'Homme, 1995.
5. PELLETIER A.M., « La métaphore de l'arbre remarquable » in HAMMOND D.C. (éditeur), *Métaphores et suggestions hypnotiques*. Bruxelles : Satas, 2004, pages 135-136.
6. HARTLAND J., « Suggestions de renforcement du moi » in HAMMOND D.C. (éditeur), *Métaphores et suggestions hypnotiques.* Bruxelles : Satas, 2004, pages 143-144.

Bibliographie :

ANDRE C., *Psychologie de la peur : Craintes, angoisses et phobies.* Paris : Odile Jacob, 2005.

EMERY J.-L., *Surmontez vos peurs ! : Vaincre le trouble panique et l'agoraphobie.* Paris : Odile Jacob, 2002.

SHAPIRO F., FORREST M.S., *Des yeux pour guérir. EMDR : la thérapie pour surmonter l'angoisse, le stress et les traumatismes.* Paris : Seuil 2005.

VARMA D., manuel de la formation : *Troubles anxieux.*

PHAGOPHOBIE OU PEUR D'AVALER : TOUT UN SYMBOLE

Stéphane FRESCHI

Je vais vous présenter le cas d'une patiente envoyée par son médecin généraliste pour résoudre une incapacité à déglutir et, donc, à s'alimenter. Cette difficulté dure déjà depuis une semaine. Au cours de l'anamnèse, la patiente rapporte que, malgré son envie et sa volonté de manger, ses tentatives pour avaler échouent. Que les aliments soient mous, liquides ou de consistance plus ferme, le résultat est le même, c'est-à-dire qu'après une mastication « interminable », elle finit par se retrouver avec un liquide dans la bouche, liquide qu'elle n'arrive pas davantage à avaler. Elle n'évite pas les repas, mais ils se limitent à deux toasts de pain de mie comme ceux utilisés pour dresser les petits fours. Maigre repas pour cette infirmière qui travaille toute la nuit. Boire est également difficile. Elle doit recracher la dernière gorgée, impossible à avaler, parce que : « Ça ne passe pas », me dit-elle.

Du point de vue médical, l'examen, réalisé à la demande de son médecin traitant, n'a révélé aucun trouble ou aucune lésion de la capacité à déglutir ou des fonctions associées. La patiente a bien conscience de ses difficultés. Elle en parle très clairement et dit qu'il n'existe pas de raison logique ou rationnelle pour l'empêcher d'avaler, « Mais ça bloque », constate-t-elle ! Et lorsqu'elle prend son repas sur son lieu de travail, elle se tient à l'écart de ses collègues, car elle ne souhaite pas leur parler de son problème.

La phagophobie est la peur de s'étouffer en mangeant. La crainte d'être victime de souffrances plus ou moins importantes, d'être ridicule ou de mourir étouffé est le corollaire de cette phobie. Cette peur constitue une préoccupation constante dans la pensée et dans la vie du sujet. Et de ce fait, les répercussions, notamment sur la vie sociale et sur l'image de soi, sont souvent importantes.

Les symptômes caractéristiques sont :

- la crainte, la peur ou la panique à l'idée de devoir manger tout aliment solide ;
- la consommation de produits mous ou totalement liquides ;
- l'évitement de situations « à risque » comme une invitation à manger ;
- la perte de poids ;
- le sentiment de honte, de culpabilité et l'impression d'être ridicule à cause du problème ;
- la parfaite conscience que le sujet a du caractère totalement irraisonné et sans fondement de sa peur.

Traitement

Le traitement de cette patiente s'est déroulé de la façon suivante :

- anamnèse et vérification d'absence de trouble ou de lésion sur le plan médical ;
- apprentissage de la relaxation et renforcement du moi ;
- installation d'outils de gestion émotionnelle pour le quotidien ;
- traitement des évènements traumatiques : le plus ancien, puis le plus grave ;
- exposition à la situation phobique, d'abord en imagination, puis dans la réalité ;
- restructuration cognitive ;
- évaluation et bilan.

À la première séance, je procède au renforcement du moi par l'installation du lieu sûr. Au deuxième rendez-vous, après le renforcement du moi, la patiente me dit être capable de « remanger » certains aliments et de boire par petites gorgées, excepté la dernière qu'elle doit cracher, car il lui est impossible de l'ingérer. Je décide d'aborder le traitement de ses difficultés à déglutir en commençant par un évènement récent où elle évoque sa difficulté à avaler ainsi que son agacement et son impuissance face à la situation. Il s'agit d'un dîner avec son compagnon. Elle constate qu'il a pratiquement fini son repas, alors que, de son côté, « il lui reste encore beaucoup sur son assiette » et qu'elle mastique de façon « interminable ». Une peur et une gêne se manifestent au niveau de la gorge et de la poitrine à un niveau de 5, sur une échelle de 0 à 10. Avec la technique du pont d'affect, j'utilise cette gêne pour remonter à l'évènement à l'origine du problème qui se révèle être l'expérience d'une « fausse route », vécue durant l'enfance.

À l'âge de dix ou onze ans, lors d'un repas, elle mangeait une crêpe au jambon et au fromage fondu que lui avait servie sa mère qui, pendant ce temps, étendait tranquillement le linge. Mais la crêpe a fait une « fausse route ». Prise de panique, la petite fille a couru auprès de sa mère qui, instinctivement, a mis les doigts dans sa gorge pour tenter d'en sortir les aliments coincés. Selon Joseph Ledoux (1), l'activation du circuit de la peur au niveau cérébral peut se faire de façon inconsciente, c'est-à-dire en dehors de l'activation du cortex, et une seule expérience traumatique peut suffire. L'incapacité à contrôler la situation renforce le symptôme phobique. La peur est évoquée à travers la croyance d'une éventuelle récidive d'un aliment coincé. Son incapacité à avaler est inconsciente. En effet, « Ça ne voulait pas passer » ! Dans de nombreux cas de phobies, on peut noter un accroissement de l'anxiété lié à la croyance d'une impossibilité de dominer, soit l'environnement, soit ses capacités. Or, chez cette patiente, nous pouvons remarquer que la déglutition sollicite des fonctions automatiques sur lesquelles elle n'a plus de contrôle. D'ailleurs, elle l'évoque d'une manière très lucide en soulignant son incapacité à maîtriser cette action.

Le rappel de cette épreuve éveille une crainte de la répétition d'expériences similaires. L'intensité de la gêne est forte (9/10). Après avoir effectué plusieurs fois la pause TAT® (Technique d'Acupression Tapas, de Tapas Fleming), la gêne disparaît rapidement (2) et la patiente retient la croyance positive : « Je suis capable de me détendre lors des repas » que je renforce par des stimulations alternatives. Je finis par un renforcement du moi avec les suggestions hypnotiques de Torem (3) et je lui apprends la technique de la Thérapie du Champ Mental pour une gestion efficace des émotions désagréables, au quotidien (4).

À la séance suivante, elle me signale que son mal-être s'est aggravé depuis la dernière rencontre. J'utilise cette gêne physique pour remonter, par le pont d'affect, à d'autres circonstances du passé où cette émotion s'est manifestée. À ce moment, ce qui ressort, et qui avait été évoqué lors de l'anamnèse, est le décès de son père à la suite d'un cancer. Je décide donc d'aborder le traitement de cet évènement ainsi que de ceux qui y sont associés, depuis l'annonce de la maladie jusqu'au décès. En travaillant sur ces différentes situations, je suis surpris de découvrir que les gênes ressenties par la patiente se situent systématiquement au niveau de la gorge. Pour chacune des expériences, une émotion différente est exprimée :

culpabilité, tristesse, peur, colère, et, à chaque fois, un serrement se manifeste au niveau de la gorge, qu'il s'agisse de l'image du père sur son lit d'hôpital pendant ses derniers jours, de l'annonce de la maladie par sa mère au téléphone ou du décès. Tous ces faits sont traités, soit par des stimulations alternatives, soit par la TCM, avec, pour résultat, une disparition des sensations liées à la peur et à l'angoisse, à l'abord de la prise des repas. Cependant, une gêne légère à moyenne persiste au niveau de la gorge. Pour vérifier s'il reste quelques émotions résiduelles désagréables ou des mémoires corporelles, je propose à la patiente de repenser aux différentes circonstances déjà traitées, les unes après les autres. Bien que l'évocation de ces faits n'évoque plus de gêne, le symptôme persiste au quotidien avec une intensité plus faible. Nous avons vu que le renforcement de la phobie peut être causé par un besoin de contrôle. À plusieurs reprises, lors de l'anamnèse, cette patiente a évoqué la pression de ses parents sur ses résultats scolaires, ce qui a entretenu un besoin de performance depuis l'école primaire jusqu'à ses études supérieures. Je fais également le lien avec ses propos relatifs à son incapacité à contrôler la déglutition, puisqu'après le larynx, il n'y a plus de sensation ni de contrôle conscient. C'est à partir de ces croyances et de ces peurs que je poursuis. Nous abordons alors plusieurs évènements en rapport avec son sentiment de méfiance apparu à la suite des pressions exercées par ses parents sur ses résultats scolaires ainsi que deux expériences amoureuses douloureuses et sa relation avec un compagnon violent, physiquement et verbalement, qu'elle a quitté, il y a deux ans. Elle décrit une éducation stricte où il n'est pas permis de « faire un pas de travers » ou de s'accorder le droit à l'erreur. Le traitement de ces situations, y compris le décès de son père, s'effectue en état léger d'hypnose et en utilisant les techniques de la TCM et des stimulations alternatives hypnotiques®.

Après plusieurs séances, je reviens sur l'évènement de la « fausse route » pour vérifier la présence d'autres éléments à traiter. La peur, que se reproduise l'expérience de l'aliment resté coincé dans la gorge, persiste. De toute évidence, une partie de la personne traumatisée par l'évènement reste vigilante et garde le blocage à la gorge pour protéger la patiente. Cette partie se nomme « La reloue » ! Cet état du moi ressent fortement la peur de l'échec. En conséquence, il veut tout contrôler. Il a besoin d'être rassuré et sa fonction est de protéger la patiente. Je contacte une autre partie qui veut aider « la reloue ». L'état du moi « Pleine conscience » se manifeste. Il est déjà apparu, il y a quelques années. Sa fonction consiste à rassurer, à apaiser et à se montrer objectif face aux différentes difficultés de la vie quotidienne. Il est d'accord pour aider « La reloue » qui accepte de coopérer. Les stimulations hypnotiques sont utilisées avec « La Reloue » pour traiter la « fausse route », l'évènement à l'origine de son apparition.

Trois séances sont nécessaires pour apporter à cette partie toute la protection, la confiance et le droit à l'erreur dont elle a besoin. À présent, « La reloue » se dit qu'elle peut manger comme avant. À la suite de ces séances de thérapie des états du moi (5), la patiente se sent sereine au moment des repas et « remange comme avant ». Je lui propose alors de visualiser à nouveau mentalement les expériences traumatiques en rapport avec la déglutition pour vérifier s'il reste quelques gênes émotionnelles ressenties dans le corps ou bien des croyances erronées. Aucun malaise n'est signalé. Je poursuis cette visualisation en lui demandant d'imaginer un repas à base de fromage fondu, aliment qu'elle craint puisqu'il est lié à la « fausse route » causée par la crêpe au jambon et au fromage. Pendant cette séance de visualisation, je lui suggère d'imaginer les différentes étapes : l'installation à table, l'image du plat, les sensations dans la bouche, la déglutition, jusqu'à la fin du repas. L'expérience se déroule parfaitement. Une dernière séance confirme la stabilité de son état. Et elle me dit : « Je mange lentement et c'est très bien ainsi ; je suis comme ça ! ».

Symbolique de la gorge

Je souhaite apporter ici quelques éléments en rapport avec la symbolique de la gorge. Cette difficulté à avaler, devenue phobique, peut témoigner d'une fragilité et d'une insécurité comme le souligne le Docteur Dransart dans son ouvrage : *La maladie cherche à me guérir* (6). L'étymologie de la bouche, « buca » en latin, est la même que celle de boucle et de bouclier. Le fait qu'après le palais, la déglutition échappe au contrôle conscient et devienne une action autonome et inconsciente vient renforcer la phobie de ma patiente, alimentée par des croyances qu'il faut tout contrôler ou bien que l'échec n'est pas permis. La gorge est donc le lieu du dernier contrôle avant d'avaler, d'accepter, d'intégrer et de lâcher prise, si l'on peut dire. C'est ici le symbole de la défense et de la protection. S'il est atteint, le sujet peut développer une pharyngite, une amygdalite, une aphonie et d'autres symptômes encore comme dans le cas présenté. Renforcée dans sa fonction de protection, la gorge empêche toute chose d'entrer - le pharynx comprenant la glotte comme gardien - ou de sortir - le larynx incluant les cordes vocales et l'expression de la parole. Et en effet, la déglutition intervient en deux temps, un temps buccal, puis un temps pharyngien. D'ailleurs, chez cette patiente, « ça ne passait pas » dans les deux directions ! La phagophobie empêchait « tout aliment d'entrer ». Il est à remarquer l'assujettissement évoqué par la patiente : « Où il n'est pas permis de dire sous peine d'être sanctionnée ». Que ce soit enfant en recevant l'éducation stricte de ses parents ou lors de cette relation amoureuse où elle a subi des sévices physiques et verbaux, la patiente a toujours eu des difficultés à verbaliser.

Dans l'acupuncture traditionnelle chinoise, le méridien du gros intestin a pour symbolique la maîtrise de la gorge et de ses anneaux lymphatiques qui jouent le rôle de gardien. Il est également le maître de l'immunité. Il s'agit aussi d'un élément métal qui sert à trancher, notamment, les liens familiaux. Cette symbolique fait directement écho aux symptômes et à l'histoire de cette patiente.

La symbolique des blocages au niveau de la gorge peut être également lue à travers l'arbre des sephiroth de la Kabbale qui est une tradition judaïque du Xe siècle av. J.-C. Cette zone est désignée comme « la porte des dieux » et la difficulté à la franchir témoignerait d'une incapacité à exprimer nos blocages intérieurs, ce qui, encore une fois, fait écho à l'histoire de la patiente. Selon la Kabbale, dix sephiroth expriment dix énergies divines. La sephira de la gorge est celle de la rigueur, de la justice et du pardon par pure bonté. Il apparaît donc que la zone de la gorge est symbolisée comme une porte ou un passage, que ce soit dans une direction descendante ou ascendante, lors de l'assimilation ou de l'expression de soi. Notons également que la porte se dit « peta'h », en hébreu, et signifie littéralement « la sortie du piège », c'est-à-dire la sortie d'un état figé, donc une intégration. Manger, c'est intégrer, puis transformer l'expérience dont l'action est celle de l'estomac qui « cuit » et qui digère. Chez cette patiente, il n'y a effectivement pas de difficulté à transformer l'expérience ; elle la comprend très bien. Mais elle n'arrive pas à l'intégrer complètement parce que : « Ça ne passait pas ».

Conclusion

Comme le souligne Joseph Ledoux, « une large part de notre vie mentale se déroule en dehors de notre conscience. Nous pouvons avoir accès au résultat du traitement mental par l'introspection, mais tous les traitements ne donnent pas de contenu conscient. Dans ce cas, ils peuvent être stockés implicitement ou inconsciemment et avoir une influence importante sur notre pensée et nos comportements ultérieurs » (7). J'ai souhaité faire un lien avec les lectures symboliques que proposent l'acupuncture, l'observation médicale ou encore la Kabbale pour illustrer le fait que chaque région du corps, à travers les symptômes qui s'y logent, nous témoigne de l'origine de ce qui nous affecte et nous apporte ainsi un éclairage précieux sur les solutions adaptées à notre guérison. Dans le cas présenté, cette lecture symbolique permet de comprendre la signification de la localisation du symptôme dans le corps. Cet éclairage par le symbole doit être considéré comme une aide pour identifier ou pour comprendre le symptôme et, en aucune façon, pour le résoudre. Nous sommes ainsi allés vers la cause. Le retour vers la guérison s'est effectué grâce aux méthodes thérapeutiques et, surtout, grâce à la volonté de la patiente et à son intention positive d'aller bien.

Références :

1. LEDOUX J., *The Emotional Brain: the Mysterious Underpinnings of emotional Life*. New York: Simon & Schuster, 1996. Tr. fr. *Le cerveau des émotions : Les mystérieux fondements de notre vie émotionnelle*. Paris : Odile Jacob, 2005
2. FLEMING T., site tatlife.com
3. TOREM M., « Renforcement du Moi ». in HAMMOND D.C. (ed.), *Handbook of Hypnotic Suggestions and Metaphors.* New York: W.W. Norton, 1990. Tr.fr. *Manuel des métaphores et suggestions hypnotiques*. Bruxelles : Satas, 2004, pages 106-108.
4. CALLAHAN R., TRUBO R., *Tapping the Healer Within: Using Thought Field Therapy to Instantly Conquer Your Fears, Anxieties and Emotional Distress.* Lincolnwood (Chicago), Illinois: Contemporary Books, 2001. Tr. fr. *Stimulez votre guérisseur intérieur. La Thérapie du Champ Mental : Comment surmonter peurs, dépendances et perturbations émotionnelles*. Paris : Guy Trédaniel, 2003.
5. PHILIPPS M., FREDERIC C., *Healing the Divided Self - Clinical and Ericksonian Hypnotherapy for Post-Traumatic and Dissociation Conditions*. New York: W.W. Norton, 1995. Tr. fr. *Psychothérapie des états dissociatifs - Guérir le moi divisé.* Bruxelles : Satas, 2002.
6. DRANSART P., *La maladie cherche à me guérir*. Grenoble : Le Mercure Dauphinois, 1999.
7. LEDOUX J., ouvrage cité, p. 36.

Bibliographie :

DE SOUZENELLE A., *Le symbolisme du corps humain*. Escalquens : Dangles Édition, 2009.

LAURENT P., *L'esprit des points*. Paris : You Feng Edition, 1995.

MIRABELLE-SARRON C., *Comprendre et traiter les phobies.* Paris : Dunod, 2012.

ODOUL M., *Dis moi où tu as mal, je te dirais pourquoi*. Paris : Albin Michel, 2002.

SOULIE DE MORANT G., *Précis de la vraie acupuncture chinoise.* Paris : Edition Mercure de France, 1971.

STORM H., *Le petit monde merveilleux des Points d'Acupuncture.* Paris : Editions You Feng, 2018.

PEUR DES EXAMENS ORAUX ET LE RÉFLEXE DE PARALYSIE PAR LA PEUR

Pascale PUBELLIER

Je vais vous présenter une approche théorique peu connue des troubles anxieux et phobiques. Il s'agit des réflexes archaïques et, en particulier, du RPP, le réflexe de paralysie par la peur.

J'ai été sensibilisée à la notion des réflexes archaïques, à leurs manifestations et à leur intégration lors d'une formation dispensée par Harald Blomberg, psychiatre suédois, qui a surtout travaillé avec des enfants souffrant de troubles du spectre autistique.

Les réflexes archaïques ou primitifs

Pour Blomberg, « les réflexes primitifs sont des mouvements automatiques stéréotypés contrôlés par le tronc cérébral. Ces réflexes gèrent l'activité motrice du fœtus et du nouveau-né. Ils doivent être inhibés et intégrés pour que la capacité motrice de l'enfant se développe convenablement » (1). Et ils constituent une réponse automatique et involontaire à une stimulation.

Ces réflexes, qui apparaissent in utero et qui s'intègrent progressivement, pallient l'immaturité du cerveau et permettent la survie de l'enfant avant et après la naissance. Par exemple, le réflexe spinal de Galant facilite la naissance en déclenchant des mouvements, lors des contractions, et permet le passage de l'enfant dans le conduit utérin.

À la naissance, des tests sont pratiqués et informent sur l'intégrité du tronc cérébral. Et les mouvements de l'enfant sont essentiellement contrôlés par ces réflexes. Leur intégration naturelle va se faire, de manière progressive, par le biais des mouvements spontanés de l'enfant, de la reptation et des balancements jusqu'à la première année après la naissance. Ensuite, ils se transforment en mouvements volontaires qui vont permettre le renforcement des habiletés. Cette intégration progressive correspond à une maturation cérébrale.

L'intégration ou la non-intégration des réflexes archaïques aura une incidence sur le développement de l'enfant et de l'adulte à différents niveaux - physique, postural et émotionnel - et influera sur les habiletés comme la motricité fine, la concentration et la coordination.

Ces réflexes peuvent ne pas s'intégrer ou présenter une intégration insuffisante ou être réactivés à tout âge, à la suite d'un accident ou d'un choc émotionnel.

La non-intégration d'un réflexe primitif peut être détectée par le test d'énergie, par un faisceau d'indices émotionnels, comportementaux, posturaux ou par une faible résistance à des pressions isométriques qui sont des tests de résistance du corps à certaines pressions.

La reproduction des mouvements automatiques et rythmiques de l'enfant permet leur intégration. Ces mouvements stéréotypés, effectués de manière rythmique, vont jouer sur la plasticité cérébrale.

Cette intégration peut constituer un accompagnement d'un travail sur les émotions et sur les comportements.

Le réflexe de paralysie par la peur

Le réflexe de paralysie par la peur – RPP - est un des premiers à apparaître, au stade embryonnaire, au cours du deuxième mois de la grossesse. Ce réflexe peut être considéré comme une réponse cellulaire au stress. En situation de danger, in utero, le fœtus va avoir un mouvement de retrait et de figement. Ce réflexe devrait être inhibé vers la douzième semaine de gestation. Si le RPP n'est pas intégré, en cascade, d'autres réflexes resteront actifs. L'intégration du RPP fait partie du processus normal d'évolution de l'enfant.

La non-intégration peut être causée par un stress de la mère lors de la grossesse ou à la suite d'un évènement traumatique.

Un RPP non intégré ou réactivé présente un tableau clinique spécifique. Dans son livre : *Les mouvements qui soignent,* Blomberg indique que « les enfants et les adultes avec un RPP actif ont une faible tolérance au stress, une hypersensibilité des sens : le toucher, l'audition, le système visuel et les changements soudains de la position de la tête, une stimulation vestibulaire et proprioceptive. Parfois, il peut y avoir une hypersensibilité de l'odorat et du goût » (2). Ces personnes manifestent une réaction exacerbée à la peur, caractérisée par un figement et de la panique.

Elles vont donc éviter les situations de stress comme la foule, l'engagement amoureux ainsi que toute nouvelle expérience. Souvent, elles sont émotionnellement instables, manquent de confiance en elles et ressentent un manque de sécurité. Cela se traduit aussi par un sommeil perturbé et/ou entrecoupé de cauchemars. Elles sont sujettes aux tensions musculaires dans la nuque et dans les épaules, pouvant déclencher des céphalées de tension ou des difficultés d'équilibre. Elles peuvent également souffrir du mal des transports. Ces manifestations sont comparables aux symptômes de l'anxiété.

Après la naissance, un RPP non intégré peut entretenir chez le sujet une anxiété généralisée ou une ou plusieurs phobies, en dehors de tout traumatisme majeur ultérieur. Souvent, cette peur est renforcée par les traumatismes connus après la naissance.

Prise en charge d'un RPP non intégré

Face à ces personnes, une des premières impressions ressenties est leur souffrance permanente et leur extrême fatigue due à une hypervigilance dans toutes les situations journalières. Il est important de leur apporter de l'espoir en leur expliquant comment l'hypnothérapie intégrative® peut les aider. L'apprentissage des techniques d'auto-régulation des émotions comme l'EFT, la cohérence cardiaque, la méditation, la relaxation et l'autohypnose leur permet de disposer d'outils pour gérer les émotions désagréables et pour augmenter la détente au quotidien.

Comme un RPP actif entraîne le figement, il est nécessaire de remettre le corps en mouvement en leur proposant les mouvements rythmiques, préconisés par Blomberg, qui se rapprochent des mouvements stéréotypés de l'enfant ou d'autres activités comme la danse, le yoga, le Brain Gym (3) ou l'enchaînement énergétique de Donna Eden (4) qui intègre les exercices énergétiques sous forme d'une « danse énergétique ».

Ces personnes ont cumulé tellement d'échecs que leur estime de soi est très faible. Donc, le renforcement du moi se poursuit tout au long de la thérapie.

La désensibilisation peut se faire de manière progressive en utilisant des visualisations. Dans *Psychologie de la peur,* Christophe André indique que « la solution n'est pas de se confronter en force. Elle est surtout dans la réussite émotionnelle de ces confrontations : si, peu à peu, j'ai de moins en moins peur, c'est que mon cerveau émotionnel a « compris » qu'il n'y a pas de danger. Et il ne reste plus qu'à continuer à le désensibiliser à la peur excessive » (5). Ainsi, l'apprentissage du cerveau se fait à travers des situations actives et progressives.

Traitement des traumatismes

Comme un RPP se développe au cours du deuxième mois de la vie intra-utérine, il est intéressant d'explorer cette période pour comprendre quels sont les évènements qui ont empêché son intégration. Toutefois, le RPP peut être réactivé à tout moment de la vie à la suite d'un choc émotionnel. Ainsi, il convient de traiter également tout traumatisme ultérieur à la naissance.

Je vais vous présenter le cas d'un RPP non intégré qui est à l'origine d'une peur des examens oraux.

La peur des examens oraux est spécifique. Elle s'accompagne de la peur du jugement ainsi que de celle de se tromper et d'être ridicule. Cette crainte de mal faire, en lien avec une sous-évaluation de ses qualités et de ses compétences, se manifeste dans de nombreuses situations de la vie courante durant lesquelles la personne doit se mettre en avant. Lors des oraux, le réflexe de figement va entraîner une incapacité à s'exprimer correctement, allant jusqu'au « blanc », incapacité totale à parler. Cette peur peut entraîner l'évitement des examens oraux.

Le cas clinique

C, vingt-cinq ans, vient me consulter pour un travail sur la peur des examens oraux. Comme elle travaille dans l'administration, elle souhaite évoluer et passer des concours.

Elle présente des troubles liés à une anxiété généralisée très importante dont tous les symptômes sont pratiquement présents. Elle se plaint également de difficultés pour s'endormir. Elle est migraineuse et suit un traitement médicamenteux à ce sujet. Elle a des tensions dans tout le dos, des problèmes digestifs et est sujette à des nausées et à des vomissements dès le matin, surtout les jours de travail. Elle ressent une extrême fatigue au quotidien.

Le score au questionnaire de dépression de Beck (6) montre l'absence de dépression. Par contre, celui du questionnaire du trouble de l'anxiété généralisée (7) révèle un niveau élevé d'anxiété. D'après le questionnaire de Young et Klosko (8), les schémas qui la concernent sont : méfiance et abus (score : 34), vulnérabilité (29), échec (23), assujettissement (27) et exigences élevées (25).

Première phase du traitement

Les examens ne se déroulant qu'en fin d'année, je choisis d'insister sur la relaxation afin de lui donner des outils pour son bien-être au quotidien.

La première étape consiste à lui apprendre, en trois séances, les techniques d'autohypnose, les techniques d'équilibrage des énergies, l'EFT et la cohérence cardiaque pour améliorer son sommeil ainsi que sa digestion et pour la libérer des nausées et des migraines. Pour elle, c'est une nouveauté d'avoir des moments de bien-être et de détente.

Au cours des cinq rendez-vous suivants, je poursuis le renforcement du moi. Je lui enseigne la Technique d'Acupression Tapas, le lieu de sérénité, la Thérapie du Champ Mental et la technique du ballon rouge.

Une séance est consacrée à éliminer la tristesse évaluée à 10/10, la colère à 5/10, la honte à 6/10 et la culpabilité à 6/10, en lien avec le deuil d'une grand-mère.

Trois consultations sont consacrées à l'anxiété scolaire qui a débuté dès la première rentrée en primaire et qui se manifeste par la peur des notes, le comptage des jours de classe avant les vacances, la peur, la colère et par la croyance : « Je suis nulle ». Au cours de ces séances, je renforce la croyance positive choisie par la patiente : « Je suis capable ».

En partant de l'anxiété relative à l'examen oral imminent, j'effectue un pont d'affect qui la ramène à un évènement en lien avec sa marraine qui l'a dévalorisée. Ce souvenir éveille en elle de la colère et un sentiment d'exclusion et la croyance : « Je suis nulle ». Après le traitement de cet évènement, les scores aux schémas de Young et Klosko ont diminué : méfiance et abus (21), vulnérabilité (15), assujettissement (19) et exigences élevées (17), sauf échec qui n'évolue pas (24). Toutes ces séances améliorent son confort au quotidien. Je l'oriente aussi vers une ostéopathe. L'anxiété généralisée a beaucoup baissé. Ne restent que les sursauts nocturnes qui sont présents depuis qu'elle est bébé. Elle semble présenter un réflexe archaïque de paralysie par la peur qui remonte à la vie intra-utérine et qui aurait dû être intégré dans les premiers mois de la grossesse. Elle manifeste tous les signes liés à la non-intégration de ce réflexe : une extrême sensibilité au stress, aux émotions ainsi qu'aux bruits, aux odeurs, au toucher et à la lumière. Elle sursaute fréquemment et se sent en danger, en permanence.

Plus l'oral de son concours approche, plus l'anxiété augmente et le stress atteint son paroxysme. Un mois avant l'oral, elle a une perte auditive totale à une oreille qui n'est due à aucune pathologie. L'audition revient au bout de quelques jours. Peu de temps après, elle fait une rétention urinaire grave qui la conduit aux urgences. Elle est hospitalisée plusieurs jours avec une suspicion de sclérose en plaques. Elle subit une ponction lombaire et toutes les analyses sans que soit décelée la moindre pathologie. Quelques jours après sa sortie d'hospitalisation, je l'accompagne à son oral qu'elle ne va pas réussir.

Deuxième phase du traitement

Quelques mois plus tard, les séances reprennent et sont consacrées au travail sur les traumatismes. Trois séances de renforcement du moi et de reparentage constituent les premières étapes de cette nouvelle phase de travail. Puis durant sept séances, nous travaillons sur la peur des examens et sur les migraines auxquelles sont associées les croyances négatives : « Je suis nulle », « Je suis en danger » et « Je suis fragile ». Par un pont d'affect, elle remonte à la peur panique ressentie à propos de la rentrée scolaire. Après le traitement par les stimulations alternatives hypnotiques®, j'installe les croyances positives : « J'ai de la valeur », « Je suis capable ; je mérite », « Je peux avoir confiance en moi » et « je suis positive ». L'année suivante, elle se présente à nouveau à l'oral avec moins de stress.

Troisième phase du traitement

Une troisième phase de travail a consisté, en régression en âge, à remonter à l'origine de l'anxiété avant sa naissance, sa mère ayant dû subir un avortement entre sa sœur aînée et elle. Cette séance de travail lui permet de se détacher de l'angoisse de sa mère durant la grossesse.

La troisième fois, elle réussit brillamment son oral avec une des meilleures notes de sa promotion. Deux ans plus tard, elle se présente au concours d'inspecteur qu'elle réussit et, à l'oral, elle se sent à l'aise et en confiance au point de faire de l'humour. Entre-temps, alors qu'elle avait des angoisses pour des trajets inhabituels en voiture, elle a voyagé dans le monde entier. En parallèle à ce travail de fond, je l'ai accompagnée à tous ses examens oraux.

En conclusion

Cette phobie se rapporte à une peur fondamentale, incontrôlée et couplée à une image extrêmement dévalorisée de la personne.

Dans ce cas, le lien peut être effectué avec l'angoisse ressentie par sa mère durant la grossesse, venant freiner l'inhibition du RPP et laissant cette réaction de figement active. On constate que cette phobie est d'une telle intensité qu'elle a impacté le contrôle neurologique de l'audition et de la vessie, en bloquant certaines communications au niveau du système nerveux, ce qui a entraîné une surdité et une rétention urinaire.

Dans ce cas clinique, j'ai orienté la thérapie sur la demande de la patiente, tout en faisant un travail de fond sur les autres traumatismes de son passé.

Références :

1. BLOMBERG H., *Les mouvements qui soignent.* Poitiers : La santé par le mouvement Marie Mattéi, 2013, p. 13.
2. BLOMBERG H., ouvrage cité, p. 105.
3. DENNISON P., DENNISON G., *Brain Gym,* Le *mouvement, clé de l'apprentissage.* Gap : Le Souffle d'or, 2015.
4. EDEN D., FEINSTEIN D., *Médecine énergétique Eveiller le guérisseur en vous.* Saint-Sauveur : Ariane, 2013.
5. ANDRE C., *Psychologie de la peur.* Paris : Odile Jacob, 2007, p. 23.
6. BECK A.T., WARD C.H., MENDELSON M., MOCK J., ERBAUG J.K., « An Inventory for Measuring Depression » in *Archives of General Psychiatry*, 1961, vol. 4, pages 561-571.
7. VARMA D. TAG, questionnaire d'évaluation de l'anxiété généralisée élaboré à partir du *DSM-III-R.*
8. YOUNG J. KLOSKO J., *Je réinvente ma vie.* Montréal : Les éditions de l'homme, 2013.

Bibliographie :

MAISONNEUVE M-C., *Maman, papa, j'y arrive pas.* Paris : Editions Quintessence, 2011.
Wikipédia, Réflexes archaïques
Intégration motrice Primordiale www.reflexes.org

TABLE DES MATIÈRES

LISTE DES INTERVENANTS

Docteur Gilbert ATTAL
Médecin généraliste et praticien d'hypnose
Nay Bourdettes (64)

Christine CLAR GLEN
Hypnothérapeute et formatrice
Couilly Pont-aux-Dames (77)

Andrée Cécile DUMONT
Infirmière, psychopraticienne et hypnothérapeute
Beauvais (60)

Stéphane FRESCHI
Hypnothérapeute et maître praticien PNL
Limours, Morigny-Champigny (91)

Valérie JEAN-XAVIER
Hypnothérapeute
La Ciotat (13)

Christiane MOYAUX-LEDOUR
Hypnopraticienne et coach en développement personnel
Carqueiranne (83)

Pascale PUBELLIER
Coach
Cormeilles-en-Parisis (95)

Djayabala VARMA
Docteur en psychologie clinique, psychothérapeute (ARS)
et formateur, Malakoff (92)

Tous les intervenants sont membres de l'Association
Européenne des Praticiens d'Hypnose (A.E.P.H.)
site : www.aep-hypnose.com - e-mail : contact@aeph.eu

Structures éditoriales du groupe L'Harmattan

L'Harmattan Italie
Via degli Artisti, 15
10124 Torino
harmattan.italia@gmail.com

L'Harmattan Hongrie
Kossuth l. u. 14-16.
1053 Budapest
harmattan@harmattan.hu

L'Harmattan Sénégal
10 VDN en face Mermoz
BP 45034 Dakar-Fann
senharmattan@gmail.com

L'Harmattan Cameroun
TSINGA/FECAFOOT
BP 11486 Yaoundé
inkoukam@gmail.com

L'Harmattan Burkina Faso
Achille Somé – tengnule@hotmail.fr

L'Harmattan Guinée
Almamya, rue KA 028 OKB Agency
BP 3470 Conakry
harmattanguinee@yahoo.fr

L'Harmattan RDC
185, avenue Nyangwe
Commune de Lingwala – Kinshasa
matangilamusadila@yahoo.fr

L'Harmattan Congo
219, avenue Nelson Mandela
BP 2874 Brazzaville
harmattan.congo@yahoo.fr

L'Harmattan Mali
ACI 2000 - Immeuble Mgr Jean Marie Cisse
Bureau 10
BP 145 Bamako-Mali
mali@harmattan.fr

L'Harmattan Togo
Djidjole – Lomé
Maison Amela
face EPP BATOME
ddamela@aol.com

L'Harmattan Côte d'Ivoire
Résidence Karl – Cité des Arts
Abidjan-Cocody
03 BP 1588 Abidjan
espace_harmattan.ci@hotmail.fr

Nos librairies en France

Librairie internationale
16, rue des Écoles
75005 Paris
librairie.internationale@harmattan.fr
01 40 46 79 11
www.librairieharmattan.com

Librairie des savoirs
21, rue des Écoles
75005 Paris
librairie.sh@harmattan.fr
01 46 34 13 71
www.librairieharmattansh.com

Librairie Le Lucernaire
53, rue Notre-Dame-des-Champs
75006 Paris
librairie@lucernaire.fr
01 42 22 67 13

www.ingramcontent.com/pod-product-compliance
Lightning Source LLC
LaVergne TN
LVHW051406061026
849535LV00009B/3387
* 9 7 8 2 3 3 6 4 4 8 5 5 8 *